ÉTUDE CLINIQUE DES TROUBLES MORBIDES

ATTRIBUABLES AU

TRICHOCÉPHALE DE L'HOMME

PAR

Le Dr ANDRIKIDIS

———

PARIS

A. MALOINE, EDITEUR

25-27, RUE DE L'ÉCOLE-DE-MÉDECINE, 25-27

—

1906

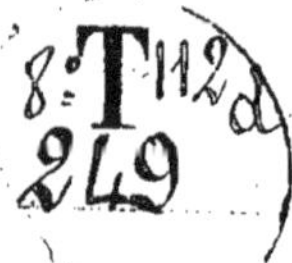

ÉTUDE CLINIQUE DES TROUBLES MORBIDES

ATTRIBUABLES AU

TRICHOCÉPHALE DE L'HOMME

PAR

Le Dr ANDRIKIDIS

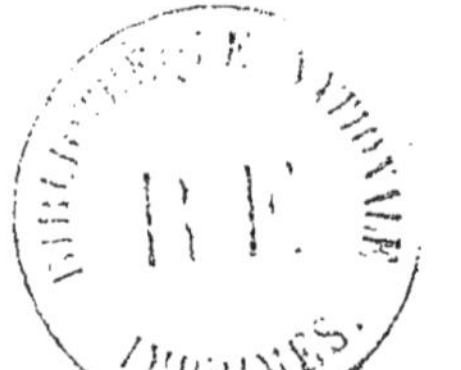

PARIS

A. MALOINE, EDITEUR

25-27, RUE DE L'ÉCOLE-DE-MÉDECINE, 25-27

1906

CHAPITRE PREMIER

Introduction et Historique.

Parmi les parasites que l'on rencontre dans l'intestin de l'homme, le trichocéphale est certainement un des plus communs. Les médecins qui le recherchent à l'autopsie le rencontrent très souvent, et si sa présence n'est pas plus fréquemment encore signalée, c'est qu'il passe souvent inaperçu grâce à son aspect filiforme. On sait également que c'est un hôte inoffensif de l'intestin, et que celui-ci peut en renfermer plusieurs centaines sans qu'aucun trouble morbide vienne en relever la présence.

Tandis qu'à juste titre les auteurs décrivent dans les traités classiques les phénomènes pathologiques engendrés par les tænias, le botriocéphale, l'ankylostome et même l'ascaris lombricoïde et l'oxyure vermiculaire, ils font à peine mention du trichocéphale, ou n'en parlent que pour affirmer son inocuité.

Cette opinion généralement adoptée est juste dans les grandes lignes, et pourtant il existe dans la science un certain nombre d'observations où le trichocéphale semble avoir donné naissance à des maladies, et même à des maladies graves. Les observations, à vrai dire, sont peu nombreuses : le trichocéphale a été découvert par Morgagni au xviiie siècle, et les observations publiées depuis cette époque peuvent se compter.

Rœderer et Wagler, en 1762, ont voulu faire jouer au trichocéphale un rôle capital dans la genèse de la fièvre typhoïde ; cette théorie a été reprise au xixe siècle par Rokitansky et nous verrons qu'elle compte encore aujourd'hui des adeptes, qui s'efforcent de la concilier avec les données modernes de la bactériologie.

Mais c'est Félix Pascal qui le premier a rapporté en 1818 trois observations où le trichocéphale semble bien véritablement avoir été la cause de phénomènes morbides si intenses que la mort en a été la terminaison. En 1845, nouvelle observation de Barth, très suggestive, et où il s'agit d'un homme qui succombe en proie à des phénomènes méningés intenses et chez qui l'autopsie permit de reconnaître l'intégrité absolue des centres nerveux et des autres organes, tandis que le gros intestin était rempli de trichocéphales. D'autres observations non moins intéressantes furent publiées dans la suite par Daniel Gibson (1862), Burchardt (1880), Francisco Cima (1893), Moosbrügger (1891-1895), Boas (1895), Morsasca (1897), Hausmann (1900).

Dans tous ces cas les auteurs se sont efforcés de mettre en lumière les troubles nerveux et intestinaux attribuables au trichocéphale.

En 1901, Metchnikof ayant constaté fréquemment des œufs d'ascarides et de trichocéphale dans les selles de sujets atteints d'appendicite, se fondant de plus sur certains détails des observations antérieures et sur un fait rapporté à la Société de chirurgie en 1900 par M. Guinard, n'hésite pas à proclamer que ces parasites jouent un rôle dans la genèse de cette affection, tant en exerçant sur la muqueuse une action mécanique, qu'en y inoculant des agents septiques. Il incrimine également les autres vers intestinaux ascarides et oxyures vermiculaires. La même année, M. Guiart émet l'opinion que les trichocéphales implantés dans la muqueuse peuvent favoriser l'invasion de celle-ci par différents microbes, tels que le bacille de la fièvre typhoïde et celui de la dysenterie.

Avec le travail de Becker, en 1902, le trichocéphale nous apparaît comme l'origine d'un symptôme insuffisamment mis en lumière jusque-là : l'anémie. Becker constate que ce symptôme a été mentionné dans un certain nombre de cas publiés antérieurement : lui-même rapporte deux observations personnelles où l'anémie a été le principal trouble causé par ce vers intestinal.

En janvier 1905, Sandler cite un exemple à peu près identique, avec terminaison mortelle. Enfin MM. Letulle et Lemierre ont relaté à la « Société de médecine tropicale » le 29 mars 1905, l'histoire d'un de leurs malades, atteint d'une anémie profonde en apparence protopathique et qui succomba au milieu d'épistaxis incoercibles. L'autopsie montra l'intégrité de tous les organes, mais le gros intestin contenait une grande quantité de trichocéphales. Nous avons pu observer nous-même, dans le service de M. Letulle, ce malade, et c'est à cette occasion que nous avons entrepris de rechercher dans la littérature tout ce qui peut avoir trait à l'histoire clinique des troubles morbides causés par le trichocéphale de l'homme. Il nous a paru intéressant de grouper tous ces faits et de les présenter dans un travail d'ensemble. Il n'existe pas encore, pensons-nous, de semblable travail sur ce sujet, mais les matériaux nous paraissent aujourd'hui assez nombreux pour que nous soyons autorisé à en tirer des conclusions.

Les troubles morbides engendrés par le trichocéphale peuvent se diviser en trois classes :

1° Troubles digestifs ;

2° Troubles nerveux ;

3° Anémie.

Le plus souvent ces différents symptômes coexistent chez le même malade. Ainsi les troubles digestifs coïncident souvent avec l'anémie, de même que celle-ci peut bien s'accompagner de phénomènes nerveux.

Mais la question est trop neuve et les observations sont encore trop peu nombreuses pour qu'il soit possible de grouper ensemble ces différents phénomènes et de décrire une maladie à trichocéphale. Il n'y a place maintenant que pour un travail d'analyse, et c'est ce que nous ferons en décrivant, dans des chapitres différents, les trois ordres de symptômes sus-énoncés.

CHAPITRE II

Histoire naturelle du trichocéphale.

Nous n'avons pas l'intention de nous arrêter longtemps sur l'histoire naturelle du trichocéphale. C'est un sujet traité d'une façon complète dans les livres d'histoire naturelle médicale. Nous renverrons notamment aux excellents articles publiés par le professeur Blanchard dans le *Dictionnaire encyclopédique des sciences médicales*. Nous avons pour but de faire un travail de clinique et nous ne dirons sur le parasite lui-même que ce qui est nécessaire pour la compréhension du sujet.

Le trichocéphale (*trichocéphalus hominis, trichocéphalus dispar*) appartient à l'embranchement des *vers*, classe des *nemathelminthes*, ordre des *nematodes*, famille des *trichotrachilides*. Le ver adulte présente un aspect tout à fait particulier. La partie antérieure du corps, qui correspond aux trois cinquièmes de la longueur totale et qui contient l'œsophage de l'animal (fig. II), est absolument filiforme. Au contraire la partie postérieure se renfle et peut atteindre quelquefois un millimètre d'épaisseur ; cette partie renflée renferme les organes génitaux (fig. III et IV) (1).

La face ventrale du ver est sillonnée dans la partie antérieure du corps par une bande longitudinale formée par toute une série de petites saillies ponctiformes.

Il y a des trichocéphales mâles et des trichocéphales femelles qui coexistent en nombre à peu près égal, les mâles étant pourtant en général un peu plus nombreux que les femelles. La longueur du mâle est de 35 à 45 millimètres ; celle de la femelle de 35 à 50 millimètres. Les œufs du trichocéphale sont très importants à connaître : nous verrons que leur constatation dans les matières fécales est le seul moyen de diagnostiquer la présence du ver dans l'intestin des individus vivants. L'œuf du trichocéphale est brunâtre, il est ovale, lisse, en forme de citron. Il présente extérieurement un petit bouton brillant à ses deux pôles, grâce auquel on le reconnaît exactement. Il mesure : en longueur 50 à 56 μ, en largeur 24 μ. C'est dire qu'on peut le reconnaître au microscope à un faible grossissement ; ces œufs sont doués d'une grande force de résistance et on peut les retrouver facilement dans les matières fécales recueillies assez longtemps auparavant (fig. I).

On trouve le trichocéphale le plus souvent dans le cœcum et parfois dans l'appendice iléo-cœcale ; on le trouve fréquemment aussi dans le colon. Il peut se localiser et vivre à l'occasion dans le rectum ; dans le cas que nous

---

(1) Nous devons les figures reproduites dans ce travail à l'obligeance de M. le docteur Letulle qui a bien voulu mettre à notre disposition une série de photographies. Nous ne saurions trop le remercier du concours précieux qu'il nous a apporté.

Fig. 1. — Œufs de trichocéphale.

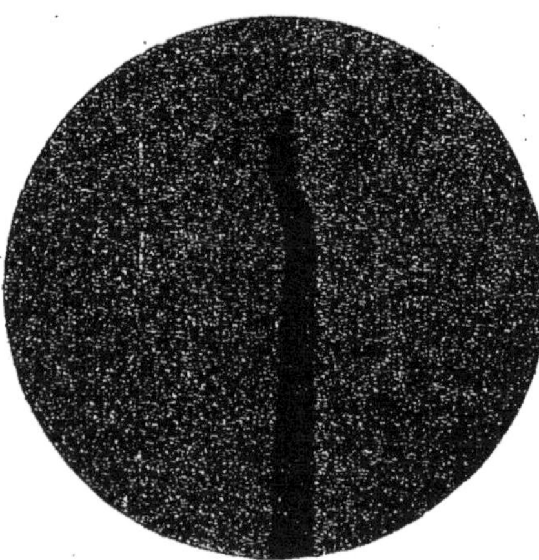

Fig. II. — Tête de trichocéphale filiforme contenant l'œsophage.

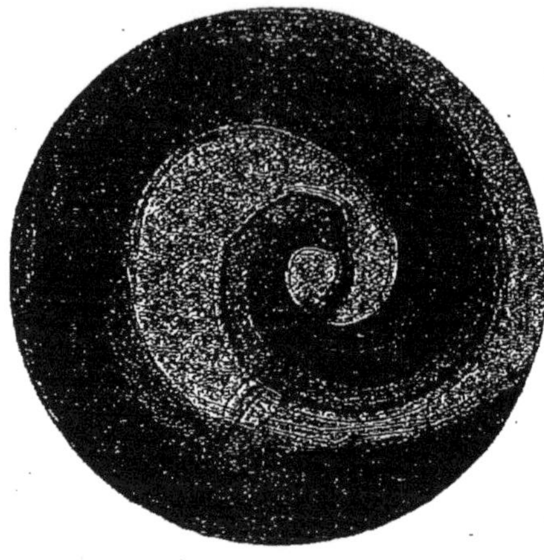

Fig. III. — Partie postérieure du trichocéphale mâle contenant l'organe
copulateur: spicule unique contenu dans une gaîne.

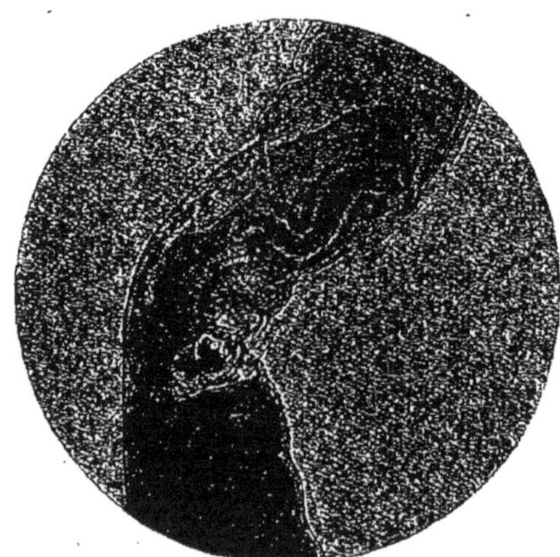

Fig. IV. — Partie postérieure du trichocéphale femelle contenant l'utérus
dans lequel on voit les œufs.

rapportons (Obs. VII), il se produisait de temps en temps après la défécation un prolapsus du rectum et l'on pouvait apercevoir en ce moment un trichocéphale implanté dans la muqueuse ; enfin il existe quelquefois dans l'intestin grêle. Pour le rechercher à l'autopsie, il faut procéder avec précaution. Il faut se garder de laver brutalement l'intestin. En effet les trichocéphales peuvent de cette façon être entraînés avec les matières fécales. Il faut au contraire ouvrir le cæcum avec précaution, le laver doucement de façon à n'enlever à la fois qu'une petite quantité de matières. En général, c'est une fois que la muqueuse a été ainsi nettoyée qu'on constate la présence du trichocéphale. Il apparaît sous la forme d'un petit filament blanc grisâtre qui peut passer facilement inaperçu. Si on le soulève attentivement avec une sonde cannelée, on voit qu'il est implanté par son extrémité effilée dans la muqueuse intestinale ; une légère traction suffit à l'en détacher. Il est définitivement établi aujourd'hui, après les recherches histologiques de M. Railliet et dans une observation due à M. Girard et rapportée à la fin de notre thèse, que l'extrémité du ver pénètre bien dans la muqueuse intestinale. Elle perfore le revêtement épithélial, pénètre en crochet dans le chorion pour ressortir après avoir perforé dans un autre point la couche épithéliale. Le ver, ainsi que le soutient Ascanazy, aspire probablement le sang des petits vaisseaux de la muqueuse ; c'est pourquoi il abandonne parfois celle-ci après la mort et se trouve libre au milieu des matières fécales.

On ne trouve en général que quelques trichocéphales dans un intestin, cinq ou six tout au plus. Mais il existe certaines observations où la quantité de vers trouvée a été considérable : nous citerons entre autres le cas rapporté par Rudolphi, où le nombre des trichocéphales dépassait 1.000 et ce chiffre a été dépassé dans certaines observations de Burchardt, de Moosbrügger et de Sehiller que nous rapportons à la fin de notre thèse.

Il faut noter également que le trichocéphale peut coexister dans l'intestin avec d'autres vers, entre autres l'ascaris lombricoïde et les oxyures, ainsi que nous le trouverons noté dans diverses observations.

Le trichocéphale peut être l'hôte de l'intestin de l'homme à tout âge, excepté chez les nourrissons. Mais comment parvient-il jusqu'au tube digestif ? Les expériences de Davaine, de Leuckart, de Grassi et Calandruccio ont montré que la transmission du parasite se fait par le moyen des œufs. L'œuf expulsé avec les excréments se développe plus ou moins rapidement, suivant que les circonstances extérieures sont favorables ou non ; mais la résistance de l'œuf étant considérable, il peut se trouver exposé à bien des attaques sans que sa vitalité soit compromise.

Le développement se fait dans l'eau ; et quand l'embryon est arrivé à sa complète maturité dans l'œuf, il peut y rester des mois et des années, attendant que des circonstances favorables lui permettent de grandir au dehors. Si l'œuf est ingéré par suite de circonstances diverses, il arrive jusque dans l'estomac. Sa coque est dissoute par le suc gastrique ; l'embryon, mis en liberté, arrive finalement dans le cæcum où il devient le ver adulte.

Les œufs de trichocéphale peuvent être ingérés, avonsnous dit, dans des circonstances diverses. Très souvent c'est l'eau de boisson, non filtrée, qu'il faut incriminer, eau qui a été souillée directement par des matières fécales, ou bien dans laquelle la pluie a entraîné des œufs déposés à la surface du sol. Burchardt, dont les observations sont rapportées plus loin, a constaté une véritable épidémie d'infection par le trichocéphale, dans une pension, où les citernes d'eau potable communiquaient par des infiltrations avec les latrines.

Les œufs peuvent également être déposés sur des légumes arrosés avec de l'eau impure, ou même souillés directement par des matières fécales.

Enfin les œufs déposés sur le sol peuvent être directement apportés jusqu'à la bouche avec de la terre, ainsi le malade de Boas, menuisier de son état, arrive jusqu'à l'âge de 70 ans sans avoir jamais été malade ; en ce moment il fait des travaux de canalisation et il lui arrive à plusieurs reprises de manger avec ses mains pleines de boue, il présente peu de temps après une grave affection à trichocéphales.

Mais ce sont surtout les jeunes enfants qui sont tributaires de cette étiologie, surtout les enfants abandonnés à eux-mêmes, qui se traînent sur le sol et portent à la bouche les objets qu'ils y trouvent. Ainsi Francisco Cima insiste-t-il sur ce fait, qu'à Naples, ce sont surtout les enfants des campagnes environnantes et les enfants des classes misérables de la ville, qui sont porteurs de vers intestinaux et en particulier de trichocéphales. Bien plus on observe chez certains enfants la mauvaise habitude de manger de la terre, ainsi que Moosbrügger l'a noté chez une petite malade atteinte d'une affection grave à trichocéphales. D'après ce que nous venons de dire, les infections à trichocéphales sont plus fréquentes chez les gens de la campagnes que chez ceux des villes, chez les pauvres que chez les riches, chez les enfants que chez les adultes. On comprend ainsi que les aliénés et les idiots doivent lui payer un assez lourd tribut. On trouvera à la fin de notre thèse une observation de MM. Vigouroux et Collet qui démontre clairement ce dernier point.

Toutes ces données étiologiques ont une importance extrème et nous aurons à en déduire des conséquences capitales quand nous parlerons de la prophylaxie de l'affection.

Le trichocéphale est extrèmement répandu à la surface du globe ; son existence est signalée dans tous les pays d'Europe, au Japon, dans les îles de la Sonde, dans l'Inde, l'Indo chine, en Syrie, en Egypte, etc. Mais c'est surtout un parasite des régions chaudes et tempérées ; il devient de moins en moins fréquent à mesure qu'on se rapproche des pôles.

CHAPITRE III

Symptomatologie.

1° Troubles digestifs

Les troubles digestifs tiennent la première place parmi les phénomènes morbides engendrés par le trichocéphale. Ils ne sont pas d'une constance absolue, mais on les trouve notés, et le plus souvent dominant la scène dans la plupart des observations.

La diarrhée est le symptôme le plus souvent signalé. Le nombre des selles dans les vingt-quatre heures est variable ; tantôt il n'y en a que deux ou trois, parfois les évacuations se produisent 10, 15, 20 fois, 24 fois par jour dans une observation de Moosbrügger (Obs. VIII). L'aspect des matières fécales est variable : le plus souvent elles sont absolument liquides, jaunâtres ; elles contiennent une certaine quantité de mucus, coloré en jaune verdâtre ; très souvent les selles sont sanglantes ; la quantité de sang est plus ou moins abondante ; tantôt le sang conserve sa coloration rouge et se reconnaît facilement au premier examen, tantôt (Obs. XII) c'est seulement l'examen histologique des fèces qui révèle la présence des nombreux globules rouges et blancs ; parfois enfin le sang mélangé à du mucus lui communique une couleur rouillée et donne aux matières l'aspect des crachats de pneumonique (Obs. VII). Les hémorrhagies intestinales, quand elles existent, n'accompagnent pas du reste le plus souvent la diarrhée pendant toute sa durée ; elles cessent pendant certaines périodes pour reprendre un peu plus tard.

La diarrhée s'accompagne souvent de phénomènes douloureux survenant au moment de la défécation sous forme de coliques ; parfois il y a des épreintes, du tenesme, en un mot des phénomènes dysentériques accompagnés de selles muqueuses et sanglantes ; parfois on ne relève aucune sensation douloureuse. Chez une petite malade de Moosbrügger (Obs. VII) est survenu à plusieurs reprises un prolapsus du rectum à l'occasion de la défécation ; sur la muqueuse prolabée on pouvait même apercevoir un trichocéphale qui s'y était implanté.

Quand on examine les matières au microscope, on y constate des œufs de trichocéphale en plus ou moins grande quantité, mais il est absolument exceptionnel d'y trouver un ou plusieurs trichocéphales expulsés spontanément ; ces vers sont du reste si petits, et souvent altérés par les sucs intestinaux, qu'ils passent fatalement inaperçus pour un observateur non prévenu.

Une des grandes caractéristiques de la diarrhée causée par le trichocéphale, c'est sa persistance et sa ténacité ; elle dure des semaines et des mois, sans rémission, ou bien elle cesse pendant quelques jours pour réapparaître sans cause apparente. Les médicaments n'ont aucune prise sur elle ; chez des nombreux malades, la présence du parasite étant méconnue, on a usé successivement du bismuth, de l'opium, de l'eau de chaux, des antiseptiques intestinaux, sans obtenir le moindre résultat. La ténacité de cette diarrhée n'est comparable qu'à celle de l'entérite tuberculeuse. Elle est incoercible, épuise le malalade, et il semble bien que dans certains cas ce soit à elle et à elle seule qu'il faut attribuer la mort.

La constipation est un phénomène beaucoup plus rare : le plus souvent elle n'est pas durable et elle alterne avec des crises de diarrhée. Ainsi un malade de Hausmann (Obs. XIV) présentait une constipation telle, que les matières fécales étaient devenues dures comme des cailloux et que les défécations étaient très douloureuses ; la palpation de l'abdomen, dur et rétracté, permettait de sentir les masses fécales accumulées dans l'intestin. La constipation est également notée chez deux malades de Pascal (Obs. I et II), enfin elle a été intense pendant certaines périodes chez le malade de Sandler (Obs. XXXVIII).

Les vomissements sont souvent mentionnés dans les observations. Chez un malade de Burchardt (Obs. VI), ils tenaient le premier plan et avaient précédé notablement la diarrhée. Ils survenaient surtout le matin quand le sujet se levait ; de plus, ils étaient souvent striés de sang.

Ces vomissements ne contenaient jamais d'œufs de trichocéphale, alors que les selles en contenaient et d'une façon constante. Aussi Burchardt pense-t-il qu'ils étaient d'origine nerveuse. Les vomissements peuvent coïncider dans certains cas avec les phénomènes nerveux : céphalalgie, convulsions et contribuer à donner à l'état morbide l'aspect d'une méningite : exemple, le premier malade de Pascal (Obs. I).

Enfin nous voyons que chez le petit malade de Sandler

(Obs. XXXVIII), les vomissements ont été un phénomène précoce : avec la céphalalgie, les vertiges, l'anémie, ils ont précédé la diarrhée sanglante qui est survenue dans la suite.

Les phénomènes douloureux localisés à l'abdomen tiennent une place capitale dans l'histoire des affections à trichocéphales. Parfois, ils manquent totalement ; les malades ont uniquement une diarrhée incoercible, survenant sans effort, mais jamais ils ne se plaignent de souffrir du ventre (Obs. XL). Plus souvent, on voit, chez les sujets porteurs de trichocéphales, des crises douloureuses, survenant par intervalles, et pouvant atteindre une très grande intensité. Ainsi un petit malade de Pascal (Obs. III), jusque-là bien portant, se réveille brusquement la nuit en poussant des cris aigus et en indiquant par sa mimique qu'il éprouve de violentes douleurs à l'abdomen et en même temps à la tête. Un jeune homme observé par Hausmann (Obs. XIII) éprouve de temps à autre des coliques si violentes qu'il est pris de crises d'hystérie Un enfant soigné par le même auteur (Obs. XVI) a presque toutes les nuits des douleurs abdominales si intenses que tout sommeil est impossible. Une jeune fille, dont Schiller rapporte l'histoire (Obs. XXXV), éprouve après les repas des douleurs localisées dans la région ombilicale, qui vont croissant de plus en plus, si bien que la malade renonce peu à peu à s'alimenter.

En dehors des crises, la sensibilité de l'abdomen disparaît quelquefois complètement ; d'autres fois elle persiste très atténuée. Plus souvent, il reste une sensibilité plus ou moins vive à la pression ; les phénomènes douloureux provoqués par la pression peuvent être localisés en divers points de l'abdomen : fréquemment ces douleurs provoquées, comme les douleurs spontanées du reste, se localisent dans la fosse iliaque droite ; nous sommes forcés d'aborder ici les rapports qui existent entre la présence des trichocéphales dans l'intestin et l'appendicite.

Nous n'avons pas l'intention de rapporter, dans ce chapitre réservé à la symptomatologie, les discussions qui ont eu lieu sur ce sujet, de peser les arguments qui ont été apportés et de formuler notre opinion. Tout cela trouvera place dans le chapitre consacré à la pathogénie et à l'anatomie pathologique. Nous voulons seulement montrer maintenant, en nous appuyant sur les observations réunies par nous, qu'il existe des cas où le tableau morbide présenté par les malades est celui d'une appendicite, et que pourtant le trichocéphale en est manifestement la cause. Burchardt mentionne tout d'abord, dans l'histoire de son malade (Obs. VI), des poussées de péritonite partielle, localisée à l'hypochondre droit avec vomissements et diarrhée, si bien qu'à lire cette observation, l'idée se présente à l'esprit de phénomènes appendiculaires possibles.

Chez le malade de Boas (Obs. XI) la sensibilité à la pression est telle dans la fosse iliaque droite que l'on pense à une pérityphlite, avec cette particularité qu'il existait de la diarrhée, au lieu de la constipation habituelle ; les trichocéphales dans cette occasion étaient bien manifestement la cause.

Une femme examinée par M. Guinard (Obs. XXVIII) a tous les quinze jours ou toutes les trois semaines une poussée douloureuse dans la fosse iliaque droite.

Il y a un point appendiculaire très net persistant entre

les crises ; mais là aussi une diarrhée persistante remplace la constipation habituelle dans pareils cas. La malade est opérée à froid, et dans l'appendice chroniquement enflammé, on trouve un trichocéphale. Chez la jeune fille dont Schiller rapporte l'histoire (Obs. XXXV), les symptômes étaient bien ceux d'une appendicite : douleurs dans la fosse iliaque droite, élévation de la température ; les phénomènes morbides disparurent complètement après l'expulsion d'une énorme quantité de trichocéphales (plusieurs milliers).

M. Metchnikof a rapporté à l'Académie de médecine l'histoire de trois personnes qui présentaient des signes non douteux d'appendicite chronique (Obs. XXIX, XXX et XXXI). Dans les selles de ces trois malades on trouvait en abondance des œufs de trichocéphales et d'ascaris lombricoïdes. Le traitement anti-helminthique amena l'expulsion des ascarides, et la guérison définitive survint alors. Quelle a été la part du trichocéphale dans ces phénomènes, et les ascarides n'étaient-ils pas seuls coupables ? C'est ce qui eut été assez difficile de dire. Remarquons pourtant qu'après la guérison les œufs de trichocéphales avaient disparu des selles des malades, ainsi que les œufs d'ascarides ; les trichocéphales avaient probablement été expulsés comme les ascarides, mais avaient passé inaperçus par suite de leur petite taille.

Il est donc vraisemblable qu'ils ont joué également leur rôle dans la genèse des accidents.

Voici un certain nombre de faits intéressants. Y avait-il réellement appendicite chez les malades des observations VI, XI, XXIX, XXX, XXXI et XXXV ? Rien ne permet de

l'affirmer, puisque la guérison est survenue avant toute
intervention chirurgicale, et que l'état anatomique de l'appendice n'a pu être constaté. En tous cas, il y a eu des phénomènes douloureux dans la fosse iliaque droite, survenant par poussées comme dans une appendicite à répétition, s'accompagnant de vomissements et tantôt de constipation, tantôt de diarrhée, ce dernier point devant être
retenu, car il n'est pas dans les allures ordinaires de l'appendicite.

Enfin ces phénomènes ont coïncidé parfois avec des élévations notables de température, 38° à 39°.

Dans le cas de M. Guinard (Obs. XXVIII), l'opération a
montré qu'il s'agissait bien d'une appendicite.

Comme nous l'avons dit, nous avons à revenir sur ce sujet,
(au chapitre consacré à l'anatomie pathologique et à la
pathogénie des troubles occasionnés par le trichocéphale,
et nous verrons si le trichocéphale est réellement capable de
provoquer des appendicites. Ce qu'il importe de retenir
pour l'instant, ce sont les faits cliniques que nous venons
d'exposer, où le parasite intestinal devait être incriminé,
puisque son expulsion du tube digestif a assuré la disparition de la maladie.

Dans la plupart des cas les auteurs notent une diminution de l'appétit, parfois même sa disparition complète,
phénomène en général précoce et coïncidant parfois avec des
troubles stomacaux : douleurs dans la région épigastrique,
difficulté des digestions, et surtout vomissements.

Dans quelques cas, l'appétit était conservé, et les sujets absorbaient une abondante quantité d'aliments ce qui

contrastait avec les progrès de leur amaigrissement et la déchéance de l'état général (Obs. VIII et IX).

L'exploration physique de l'abdomen ne révèle jamais rien d'anormal, en dehors des douleurs provoquées par la pression en différents points. Une seule fois (Obs. XXX) on trouve noté au cours d'une poussée douloureuse l'existence d'un large empâtement dans la fosse iliaque droite. Le foie et la rate ont toujours été trouvés normaux. Dans deux cas, il est survenu de l'ictère (obs. VI et XVII). L'examen des urines ne montra jamais rien de particulier ; leur quantité est évidemment subordonnée à la quantité de liquides ingérés, à l'existence ou à l'absence de vomissements ou de diarrhée.

Dans la seule observation XL se trouve mentionnée une albuminurie légère, mais l'autopsie a montré chez le malade en question une néphrite due vraisemblablement à des causes étrangères, et un adénome du rein.

Mentionnons encore des phénomènes assez curieux survenant dans certains cas du côté de l'appareil urinaire. Un malade de Hausmann (obs. XIV) a présenté pendant toute une période des douleurs vives au col de la vessie pendant la miction, puis pendant quelque temps encore une sensation de pesanteur continuelle au niveau de la vessie et une fréquence insolite des mictions (15 à 20 fois par jour) ; ces troubles ont disparu après l'expulsion des trichocéphales. Des symptômes à peu près semblables sont notés dans l'observation XIX. Une petite malade de Schiller (Obs. XXV) se plaignait seulement d'une sensation de brûlure intense en urinant, pendant le temps où elle a présenté dans la fosse iliaque droite une poussée douloureuse accompagnée de phénomènes généraux.

2° TROUBLES NERVEUX

Les troubles nerveux tiennent une grande place dans la symptomatologie causée par le trichocéphale. Ils dominent assez souvent la scène et se groupent de telle façon qu'ils égarent le diagnostic, et qu'il est extrèmement difficile d'en dépister la cause. Ce n'est par là une particularité propre au trichocéphale et l'on sait que d'autres vers intestinaux, notamment les lombrics peuvent déterminer de semblables phénomènes.

La céphalalgie est un symptôme fréquemment noté. Parfois elle apparaît assez brusquement, en même temps que des vomissements, des douleurs abdominales, et des phénomènes convulsifs ; elle est dans ces cas intense, arrache des plaintes aux malades (Obs. I, II, III), et fait penser immédiatement à une affection méningée. D'autres fois, il s'agit d'une céphalalgie moins intense, à peu près continue ou revenant par périodes. Elle coïncide alors avec des troubles digestifs, de l'anémie et très souvent aussi avec des vertiges.

Les vertiges constituent également un symptôme important (Obs. VI, XX, XXI, XXII). Le plus souvent les vertiges n'existent pas seuls : on les rencontre entre autres choses en même temps que l'anémie, et l'on est tenté d'établir un lien entre les deux phénomènes. Mais ils peuvent constituer

le seul symptôme de la maladie ; un malade de Bürchardt.
(Obs. VI) ne présentait pas d'autres troubles, et plusieurs de
ses camarades, porteurs sans doute de trichocéphales, en
souffraient également ; tous avaient été contaminés par
l'eau d'un puits, communiquant par des fissures avec les
latrines de la pension à laquelle ils appartenaient.

Les vertiges peuvent s'accompagner de pertes de connaissance brusques, survenant sans raison, ou bien à
l'occasion de crises douloureuses abdominales (Obs. XIII,
XX, XXI, XXIV).

Ce ne sont encore là que des phénomènes de peu d'importance ; mais il peut exister parfois des symptômes plus
bruyants et plus graves. Pascal a noté dans ses trois observations un accès de « raideur tétanique des membres »,
des convulsions limitées aux muscles de la face, et généralisées à tout le corps, au milieu ou à la suite desquelles
il a vu survenir la mort (Obs. I, II, III). Hausmann a observé
chez un de ses malades des crises convulsives survenant
en même temps que les paroxysmes douloureux abdominaux, et qui donnent à la lecture l'impression exacte de
crises d'hystérie, le malade ne se blessant jamais en tom-
bant, ne se mordant pas la langue, n'urinant pas sous lui
et gardant le souvenir exact de ce qui s'est passé (Obs.
XIII). Bezzonow mentionne dans deux cas des crises épileptiformes dont une fois avec morsure de la langue.

Dans les cas rapportés dans ces deux dernières observations, il s'agit bien certainement de manifestations d'ordre
hystérique ; les malades de Bezzonow étaient porteurs de
points douloureux hystériques. Le malade de Hausmann
présentait comme stigmate permanent une hypoanesthésie

très marquée et généralisée à tout le corps ; celle-ci disparut immédiatement après l'expulsion du parasite. Un autre malade de Hausmann avait des manifestations hystériques plus complexes : en plus d'une hypoanesthésie presque généralisée, il avait de l'impuissance génitale, survenant par période, avec perte de sensation de son pénis ; la disparition du trichocéphale amena la cessation des ces phénomènes (Obs. XIV). Enfin, chez un petit malade soigné par Hausmann, l'affection a pris l'aspect d'une chorée (Obs. XII), qui guérit également dès que les vers intestinaux eurent été éliminés.

Nous venons de passer en revue des faits ou les phénomènes convulsifs, avec ou sans troubles de la sensibilité, ont occupé la première place. Mais la présence de trichocéphales dans l'intestin peut amener aussi l'apparition de paralysies. Témoin cette petite fille observée par Gibson (Obs. V) qui fut atteinte d'impotence fonctionnelle des membres, telle qu'elle ne pouvait plus faire un pas, ni se servir de ses mains, ni même rester assise sur une chaise sans tomber ; en même temps on vit apparaître de l'aphonie et une paralysie presque complète de la langue. Malgré leur intensité, ces symptômes cédèrent rapidement quand des purgatifs répétés eurent amené l'expulsion d'une grande quantité de trichocéphales.

Une aphonie transitoire est également mentionnée dans l'observation VI.

Tels sont les troubles nerveux que l'on peut constater au cours de l'infection par le trichocéphale. Les uns sont presque insignifiants et souvent restent au second plan quand il ne s'agit que d'un peu de céphalalgie et de quelques vertiges coïncidant avec des troubles digestifs ou de l'anémie. Ils sont déjà plus importants quand, comme dans le cas de Gibson, ils consistent en paralysies rappelant assez bien une polynévrite, en aphonie ou en crises convulsives, tous phénomènes vraisemblablement d'ordre hystérique et disparaissant en même temps que la cause provocatrice.

Mais il faut savoir aussi que ces phénomènes nerveux peuvent atteindre une telle intensité et une telle gravité, qu'ils sont suivis d'une terminaison fatale. Nous avons déjà mentionné les trois observations de Pascal (Obs. I, II, III) : ne pense-t-on pas tout de suite, en les lisant, à des méningites ? Rien n'y manque, ni la céphalalgie atroce, arrachant des cris aux malades, ni les vomissements, ni la constipation même, ni les crises convulsives, ni les contractures. Et pourtant l'autopsie ne montre rien d'autre que des trichocéphales dans l'intestin associés dans un cas à des lombrics.

Citons encore une observation de Barth que nous n'avons pu découvrir mais qui est mentionnée par Valleix. Il est dit expressément dans ce résumé que les phénomènes présentés par le malade étaient tels qu'on a porté sans aucune hésitation le diagnostic de méningite : or, l'autopsie fit voir l'intégrité absolue des centres nerveux et de tous les autres organes, mais il existait dans l'intestin une quantité énorme de trichocéphales. Ces quatre observations sont déjà anciennes, et depuis lors nous n'avons pu en découvrir de semblables. Cela fait que des doutes peuvent planer sur leur valeur.

Peut-être à une époque où les vers intestinaux jouaient encore un rôle si important en pathologie, les auteurs n'ont-ils pas fouillé suffisamment leur diagnostic, et ont-ils attribué trop facilement au trichocéphale des symptômes dont la gravité nous surprend aujourd'hui.

Nous pensons néanmoins qu'il faut retenir ces faits et se demander si le trichocéphale n'est pas susceptible d'être la cause de troubles pseudo-méningitiques.

Pour être complet il faut, en terminant l'étude des symptômes nerveux, dire quelques mots des troubles psychiques observés parfois chez les sujets porteurs de trichocéphales. Ils sont le plus souvent la conséquence des autres phénomènes existant chez ces malades : ce sont la tristesse, l'abattement, le moindre effort cérébral chez certains est une fatigue. Enfin, chez un jeune garçon vu par Hausmann (Obs. XI), il existait, en même temps que des mouvements choréiformes, des habitudes de masturbation qui disparurent après l'expulsion du parasite.

3° Altérations du sang. Anémie

Les troubles les plus curieux et les moins connus causés par le trichocephale sont les altérations du sang. Dans un grand nombre d'observations, les auteurs signalent, entre autres symptômes, la pâleur des téguments, l'anémie, tels sont les cas de Gibson, de Francisco Cima, de Burchardt, de Moosbrügger, de Morsasca, de Hausmann, de Schmidt, de Federow, de Sandler, de Bezzonow. Ces auteurs n'insistent pas sur le symptôme, qu'ils pouvaient mettre du reste sur le compte des troubles digestifs, parfois même des hémorrhagies intestinales observées dans presque tous les cas. Morsasca pourtant, en 1895, en présence de l'anémie grave et progressive présentée par son malade, se rend compte que la présence d'un peu de sang dans les selles ne l'explique pas suffisamment, et émet l'hypothèse d'une intoxication dont le ver serait le point de départ et qui exercerait tout spécialement ses effets nocifs sur le sang ; une semblable supposition est faite par Hausmann en 1900. Il serait pourtant injuste d'oublier que déjà en 1880, Megnin, étudiant une maladie particulière au chien, connue sous le nom de « saignement de nez » ou « d'anémie des meutes », avait présenté une théorie analogue. Chez les animaux atteints de cette maladie, on trouve dans l'intestin grêle une variété spéciale d'ankylostome, mais aussi et d'une façon constante dans le gros intestin, une quantité énorme de trichocéphales. Megnin, tout en laissant la première place à l'ankylostome, pense que le trichocéphale n'est pas sans jouer un rôle important dans la genèse de l'anémie des meutes.

Mais l'anémie due au trichocéphale a été bien mise en lumière en 1902 par Becker ; depuis lors, les observations de Sandler et de Letulle et Lemière ont confirmé son importance. L'anémie, nous le répétons, peut être repoussée au second plan au milieu des symptômes nerveux et digestifs. Mais d'autres fois, elle domine la scène. Elle se traduit par de la fatigue et de l'essoufflement au moindre effort, des vertiges et des défaillances, des palpitations, de la céphalalgie, des bourdonnements d'oreilles. La pâleur des téguments et des muqueuses est plus ou moins intense, et frappe parfois déjà l'entourage du malade avant l'apparition de tout autre symptôme, tantôt l'aspect extérieur comme chez le malade de Becker (Obs. XXXIII), rappelle celui de la chlorose, tantôt il fait penser à l'anémie pernicieuse. On note parfois des souffles extracardiaques. Mais c'est l'examen du sang qui fournit les renseignements les plus intéressants et les plus démonstratifs. Ce qui frappe lorsqu'on parcourt les quelques observations où cet examen est consigné, c'est la diversité des formules observées. Le nombre des globules rouges est toujours abaissé et peut tomber à un chiffre très minime (690.000; Obs. XXXVIII).

Dans toutes les observations on note des déformations globulaires, de la poïkylocytose. Dans une seule (Obs. XXXVI) il y avait des globules rouges nuclées ; et ce n'est pourtant pas le cas où l'anémie s'est montrée le plus intense, quoique le nombre des globules rouges était de 2.850.000. La quantité d'hémoglobine est également intéressante à étudier ; malheureusement, elle n'est notée que dans les trois observations de Cima, de Becker et dans celle de Sandler. Dans le cas de Cima. et les cas de Becker la valeur globulaire est nettement abaissée, comme dans une chlorose. Dans le cas de Sandler .où la diminution du nombre des globules rouges est considérable (1.200.000 à la première numération, 600.000 à la deuxième), la valeur globulaire est augmentée d'une façon assez notable. C'est là un des caractères de l'anémie pernicieuse sur lequel a insisté Hayem.

Le chiffre des globules blancs s'est montré également différent suivant les observations. Dans les deux cas de Sandler il était sensiblement normal. Pourtant, dans sa deuxième

observation le nombre des globules blancs est de 8.700, qui
au point de vue absolu n'a rien d'exagéré ; mais qui par
rapport au nombre des globules rouges (2.852.000) est un
peu élevé. Il existe au contraire une leucocytose très accentuée dans le cas de Sandler, jusqu'à la première numération le nombre des globules blancs atteint 3.500, et 14.000
à la deuxième. Enfin, dans l'observation de MM. Letulle
et Lemierre (Obs. XXXIX), l'abaissement du nombre des
globules rouges (1.720.000) est accompagné d'une diminution parallèle des globules blancs (3.000).

Notons que dans cette dernière observation la numération des globules a été faite après qu'il se fût déjà produit
des hémorrhagies abondantes, celles-ci avaient contribué
naturellement à exagérer les altérations sanguines.

Quant à la formule leucocytaire, dans tous les cas où
elle a été mentionnée, elle a été normale. Dans aucun cas
on ne relève ni polynucléose ni mononucléose.

Ainsi donc, l'anémie causée par le trichocéphale ne se
présente pas avec une formule hématologique fixe, tantôt
celle-ci rappelle une anémie simple, une chlorose, tantôt
elle se rapproche par certains détails de l'anémie pernicieuse progressive. Nous verrons, en examinant la pathogénie des altérations sanguines, comment on peut tenter
d'expliquer ces différences.

Nous venons d'exposer les deux grands symptômes de
l'anémie due au trichocéphale : la décoloration des téguments et les modifications du sang. Mais cette anémie peut
évoluer de différentes façons et se compliquer d'autres
troubles qui la modifient et qui l'aggravent. Cette affec-

tion peut prendre l'aspect d'une chlorose banale. C'est du reste le diagnostic de chlorose que l'on fait en pareil cas ; mais le repos et la médication martiale, contrairement à l'ordinaire, demeurent sans résultat ; par contre, la découverte du trichocéphale et le traitement antihelminthique sont suivis d'un prompt retour à la santé. C'est ce qui se trouve réalisé dans les deux observations de Becker (XXXIII et XXXIV). La première surtout est particulièrement suggestive et elle réalise trait pour trait la description que nous venons de donner.

D'autres fois l'évolution de l'anémie est loin d'être aussi favorable : on note de la fièvre, irrégulière ou continue, apparaissant tantôt presque dès le début, tantôt plusieurs semaines après le commencement de la maladie ; les élévations de température atteignent parfois 39 et 40°, accompagnées de fatigue, d'épistaxis ; des troubles digestifs parfois ont pu faire songer à la possibilité d'une fièvre typhoïde (Obs. XXXIX). Les hémorrhagies constituent la complication la plus sérieuse de ces formes graves d'anémie due au trichocéphale. Les observations de Sandler et de Letulle et Lemierre sont là pour le démontrer.

Le purpura est noté chez le malade de Sandler (Obs. XXXVIII), il a été peu accentué, et s'est renouvelé plusieurs fois pendant la durée de la maladie ; il s'est manifesté sous forme de petites taches ecchymotiques, survenant par poussées au niveau des extrémités, et particulièrement des membres inférieurs ; chez le même malade on a observé des hémorrhagies rétiniennes contemporaines du purpura. Mais ce sont les épistaxis qui, dans les deux cas, ont pris l'allure d'une complication redoutable. Elles ont été abondantes et répétées chez le petit malade de Sandler ; elles ont fortement contribué à augmenter l'état de faiblesse et de marasme qui s'est terminé par la mort. Ce sont les épistaxis qui ont forcé le malade de Letulle et Lemierre à cesser ses occupations et à s'aliter ; elles se sont répétées à plusieurs reprises pendant quelques jours, jusqu'au moment où une d'elles a entraîné une mort foudroyante.

Les faits que nous venons d'analyser permettent donc d'affirmer que la présence de trichocéphales dans l'intestin peut se traduire uniquement par une affection qui prend l'allure d'une anémie protopathique. Tantôt cette anémie est légère, curable, elle rappelle la chlorose avec laquelle on peut la confondre ; tantôt elle est intense, prend des allures pernicieuses et peut se terminer par la mort au milieu d'hémorrhagies profuses.

4° TROUBLES DE L'ÉTAT GÉNÉRAL

On comprend que les phénomènes morbides que nous venons de passer en revue ne sont pas sans influer d'une façon sérieuse sur l'état général des malades.

L'amaigrissement est un symptôme constant pour peu que les vomissements, la diarrhée, les phénomènes douloureux présentent quelque importance, ainsi que la diminution ou la disparition de l'appétit. Même lorsque l'appétit est conservé et que l'alimentation est encore abondante, comme dans les observations VIII et IX, l'amaigrissement est rapide quand la diarrhée est abondante. Dans les mêmes conditions la perte des forces s'accuse assez vite : les malades se plaignent de ne pouvoir travailler, d'être essoufflés au moindre effort ; ils ne peuvent plus monter les escaliers ; enfin ils sont forcés de prendre le lit. Si un traitement antihelmenthique ne donne pas les résultats attendus, si les toniques et les reconstituants n'agissent pas, si la diarrhée persiste, accompagnée parfois d'hémorrhagies intestinales, les sujets tombent dans un véritable état de marasme et finissent par succomber.

Chez les enfants on peut constater un arrêt du développement ; le petit malade de F. Cima (Obs. VII), qui souffrait d'un catarrhe intestinal chronique causé par le trichocéphale, ne pesait, à l'age de 30 mois, que 7 kilogrammes. Une petite fille soignée par Moosbrügger (Obs. X), pour une diarrhée due à ce nématode, diarrhée qui résista au traitement, n'était pas plus développée à l'âge de 4 ans et demi que sa petite sœur âgée de 2 ans et demi.

Nous avons parlé de la fièvre dans l'étude que nous avons faite des troubles digestifs, et particulièrement des troubles simulant l'appendicite. Nous avons vu que parfois il se fait des poussées de température à 38° ou 39° ; et que quelquefois aussi cette température peut être continue et se maintenir aux environs de 39° pendant quelques jours.

CHAPITRE IV

Pathogénie. Anatomie pathologique.

La pathogénie des troubles morbides causés par le trichocéphale est assez complexe, surtout en ce qui concerne les phénomènes nerveux et les altérations sanguines. Pour ce qui ˉest des symptômes digestifs, particulièrement des troubles intestinaux, nous possédons à l'heure actuelle quelques observations anatomo-pathologiques qui aident à les expliquer. Mais certains auteurs veulent faire jouer au trichocéphale un rôle considérable en pathologie, et il nous faudra passer en revue leurs théories et en discuter la légitimité.

1° TROUBLES DIGESTIFS.

Les autopsies pratiquées dans certains cas où la mort a succédé à une infection à trichocéphales, ont montré des altérations variables du tube digestif. Pascal note dans l'observation II l'intégrité de l'intestin malgré l'existence d'une grande quantité de vers ; mais aussi la tuméfaction et l'état squirrheux du ganglion mésentérique. Moosbrügger, chez un enfant qui avait présenté une diarrhée rebelle, a vu une congestion assez marquée en certains points et deux ulcérations intestinales au niveau du côlon. Chez le malade de MM. Letulle et Lemierre

(Obs. XXXIX), qui, du reste, n'avait pas présenté de diarrhée, la muqueuse intestinale était absolument saine ; seuls les ganglions mésentériques étaient légèrement tuméfiés. MM. Vigouroux et Collet, à l'autopsie de leur malade (Obs. XL) mort à la suite d'une diarrhée rebelle, notent l'épaississement et la tuméfaction des valvules conniventes de l'intestin grêle, l'infection de la muqueuse et l'intégrité de la muqueuse du gros intestin : plusieurs ganglions mésentériques étaient tuméfiés et leur centre était ramolli et purulent.

Quand il y a diarrhée, il y a donc en général des altérations anatomiques de l'intestin, congestion, inflammation de la muqueuse, allant même jusqu'à l'ulcération dans les cas où se produisent des hémorrhagies intestinales comme chez le malade de Moosbrügger. De plus il existe de la tuméfaction des ganglions lymphatiques correspondants. La pathogénie de ces ulcérations est facile à comprendre et tous les auteurs sont d'accord sur ce point. Tout d'abord les masses énormes de parasites, formant de véritables paquets dans les observations que nous citons, agissaient certainement comme corps étrangers ; ils traumatisent et irritent la muqueuse. Mais de plus, nous savons que le trichocéphale pénètre par son extrémité effilée jusque dans le chorion de la muqueuse. Sa seule présence suffirait pour provoquer une réaction de défense locale ; mais aussi venu d'un milieu septique, tel que la cavité intestinale, il apporte avec lui des microbes normaux de l'intestin qu'il inocule dans la muqueuse. De là les lésions inflammatoires de la muqueuse, de là les ulcérations, de là enfin les réactions

des ganglions mésantériques pouvant aller jusqu'à la sup-
puration.

Cette réaction de défense locale, provoquée dans la muqueuse par l'extrémité du trichocéphale, cette inoculation de
produits septiques, ne sont pas seulement une hypothèse ;
ce sont des faits actuellement démontrés grâce à des
examens histologiques. Tous ces examens ont porté sur
des appendices iléo-cæcaux dans lesquels se trouvaient
des trichocéphales.

L'appendice iléo-cæcal de la malade opérée par M. Guinard se présentait en érection. Les parois étaient épaissies et vascularisées ; l'extrémité de l'organe était renflée
en massue, et dans sa lumière dilatée se trouvait un trichocéphale vivant au milieu de mucus louche. L'observation
de M. Girard est encore plus intéressante en ce que l'appendice avait été réséqué pendant la vie chez une malade
ne présentant pas de signes d'appendicite, mais bien une
péritonique à gonocoques consécutive à une métrite de
même nature. L'appendice à l'œil nu paraissait absolument
sain.

L'examen histologique y révéla la présence de deux trichocéphales ; l'appendice était sain histologiquement ; seulement, autour de l'extrémité d'un ver implanté dans la
muqueuse, on voyait un foyer de leucocytes mono et polynucléaires, quelques-uns ayant leurs noyaux avariés ; au
milieu de ces leucocytes se trouvait toute une flore bactérienne inoculée en pleine muqueuse (Obs. XXXII).

Chez le malade de MM. Vigouroux et Collet (Obs. XI),
l'appendice examiné après l'autopsie était sain dans son
ensemble, mais un trichocéphale se trouvait contenu dans

une véritable cavité circulaire creusée dans l'épithélium.
Au voisinage de cette cavité, les tubes glandulaires étaient
refoulés, et il existait entre les culs-de-sac glandulaires
une infiltration leucocytaire nette ; tout près du parasite se
voyaient quelques leucocytes polynucléaires.

Que l'on consulte également l'observation XXXVII due à
Bruno Galli Valerio. Nous l'avons rapporté, quoique l'auteur n'ait pas trouvé de trichocéphale adulte dans l'appendice, mais seulement des œufs de ce nématode. Les parasites les plus nombreux étaient des oxyures vermiculaires. Une coupe histologique a passé justement par un
point où l'extrémité d'un oxyure était implanté dans la
muqueuse tout à fait comme peut l'être un trichocéphale.

Autour de ce parasite se voyait une infiltration cellulaire
nette, et au milieu des cellules, de nombreuses bactéries.
Sur d'autres coupes, on voyait des petites cavités creusées
dans la muqueuse, marquant la place où avaient été implantés d'autres parasites et entourées de la même réaction inflammatoire. Sur un point l'appendice présentait
une large perforation ayant provoqué une péritonite suppurée mortelle.

Voici donc des faits où le trichocéphale produit des lésions de l'appendice ; si l'on met à part le cas de Bruno
Galli Valerio, où le trichocéphale adulte n'a pas été trouvé,
il faut avouer que ces lésions sont bien minimes : dans
l'observation de M. Guinard, il y a seulement un peu de
dilatation des vaisseaux, un peu d'épaississement des parois, et l'examen histologique n'a pas été fait ; dans les
observations de M. Girard et de MM. Vigouroux et Collet,
l'étude des coupes a montré une légère réaction du point

d'implantation du parasite ; le reste de l'organe était absolument sain. Enfin, ajoutons que dans l'observation de
M. Letulle et Lemierre l'appendice qui contenait quatre trichocéphales, paraissait absolument sain, aussi bien du
côté de la séreuse que du côté de la muqueuse. On peut
concevoir néanmois que les microbes inoculés dans la paroi peuvent à l'occasion exalter leur virulence et produire
des lésions plus sérieuses, allant même jusqu'à la perforation de l'appendice.

C'est peut-être à la suite des blessures faites à la muqueuse par les oxyures qu'est survenue la perforation
suivie de péritonite généralisée observée dans le cas de
Bruno Galli Valerio ; on connaît aussi des observations où,
dans le pus d'abcès périappendiculaires consécutifs à des
perforations de cet organe, on a trouvé des lombrics ; ces
helminthes avaient peut-être joué là le même rôle que les
oxyures vermiculaires.

Ces faits sont intéressants à connaître, car pendant ces
dernières années un certain nombre d'auteurs ont attribué
au trichocéphale un rôle capital dans la genèse de l'appendicite.

M. Metchnikof, en 1901, a rapporté plusieurs faits que
nous avons analysés, et qui ont trait à des personnes présentant des symptômes d'appendicite chronique, avec œufs
de trichocéphale dans les selles, et qui furent guéries par le
traitement antihelminthique. Il en conclut que souvent les
phénomènes d'appendicite sont dus à la présence des vers
intestinaux, et qu'avant de tenter une intervention opéra-
toire, il faut examiner les selles, et prescrire le traitement
antihelminthique si on trouve des œufs de nematodes.

Peu de temps après M. Girard, dans une communication à la Société de biologie d'abord, puis dans un mémoire des *Annales de l'Institut Pasteur*, soutient la même théorie et pense que le trichocéphale peut déterminer non seulement de la colique appendiculaire, mais encore des accidents plus graves.

La même année, au Congrès de gynécologie, d'obstétrique et de pédiatrie, M. Œlnitz dit que sur 21 cas d'appendicite observés par lui, il a trouvé 18 fois des œufs de trichocéphale dans les selles. Dans ces 18 cas l'opération n'a pas été faite et le traitement par le thymol amena la disparition des œufs de nématodes et la cessation des douleurs.

M. Lannelongue, en 1902, s'est montré également partisan du rôle possible du trichocéphale dans la genèse des appendicites.

A l'étranger l'importance du rôle du trichocéphale, aussi bien que des autres helminthes dans l'appendicite, a été acceptée par différents auteurs : citons Schiller, en 1902, et Bruno Galli-Valerio, en 1903.

Enfin, en 1904, M. Veinberg, à propos d'un cas d'appendicite mortel observé chez un anthropoïde et s'accompagnant de la présence de lombrics dans l'intestin, a porté un jugement favorable au rôle des helminthes dans les inflammations de l'appendice.

Cette théorie n'a pas été sans provoquer une vive opposition. M. Letulle a fait observer que sur 180 cas d'appendicite examinés par lui histologiquement, il n'a constaté que deux fois la présence de trichocéphales dans l'organe.

Au Congrès d'obstétrique, gynécologie et pédiatrie de

1901, MM. Broca, Sevestre et Legendre ont fait les plus
expresses réserves. M. Treille a montré que chez les indi-
gènes d'Algérie, où les vers intestinaux sont très communs,
l'appendicite est extrêmement rare, et dans le seul cas d'appendicite vu par lui, les vers intestinaux manquaient complètement. Enfin, Dziemborowski a fait remarquer que
l'amélioration et la filtration des eaux potables dans les
villes n'a pas coïncidé avec la diminution du nombre des
appendicites, et que s'il a constaté la présence d'œufs de
nématodes dans les selles de sujets atteints de cette affection, il en a trouvé d'une manière aussi commune dans les
selles des individus sains.

Tel est l'état de la question ; on nous permettra de donner en deux mots notre impression. Il est certain que le
trichocéphale peut produire des lésions appendiculaires ;
mais les lésions observées jusqu'à présent et nettement
imputables au trichocéphale ont toujours été fort minimes.
(Il suffit, pour s'en rendre compte, d'examiner les coupes
histologiques de M. Girard, figurées dans les *Annales de
l'Institut Pasteur*.) Nous pensons donc que dans certains
cas, très rares, le trichocéphale peut déterminer des appendicites allant même parfois jusqu'à la gangrène et à la perforation.

En ce qui concerne les observations de M. Metchnikof,
Œlnitz et d'autres, où des symptômes d'appendicite à répétition ont cédé au traitement par le thymol, rien ne prouve
qu'il s'agissait certainement de véritables appendicites, et
qu'il y avait eu des trichocéphales dans l'appendice iléocæcale ; il est très possible que la présence du trichocéphale dans le cæcum a suffit pour déterminer les phéno-

mènes observés, localisés naturellement dans la fosse iliaque droite ; il n'y a eu vraisemblablement que typhlite. En résumé, nous pensons que les cas d'appendicite vraie dus au trichocéphale doivent être exceptionnels ; ce qu'on observe plus fréquemment, ce sont des phénomènes douloureux simulant l'appendicite, et dont le siège réside dans le cæcum (et non dans l'appendice).

L'appendicite n'est pas l'unique méfait que l'on a voulu attribuer au trichocéphale. Nous avons dit déjà qu'en 1862, Rœderer et Wagler avaient fait de ce nématode la cause de la fièvre typhoïde, théorie soutenue dans la suite par Pinel, par Rokitanski, par Raspail. De même Delle Chiage en faisait l'agent du choléra. Les découvertes microbiennes ont fait table rase de ces opinions ; pourtant, pendant ces dernières années quelques auteurs ont voulu rendre au trichocéphale quelque chose de son ancienne importance.

M. Guiart a pensé que l'extrémité du trichocéphale était susceptible d'inoculer dans la muqueuse intestinale non seulement des microbes normaux de l'intestin tels que le colibacille, mais encore des microbes spécifiques, tels que le bacille d'Eberth et celui de la dysenterie. Il fait remarquer qu'il ne considère par le trichocéphale comme la cause de la fièvre typhoïde, mais seulement comme un adjuvant sans lequel le bacille d'Eberth peut le plus souvent traverser l'intestin sans pénétrer dans la muqueuse et ne pas déterminer la maladie. Il cite à l'appui de son assertion des observations de M. Brumpt qui a trouvé souvent, à l'autopsie des typhiques, des trichocéphales fixés dans le cæcum, Dans une note présentée à l'Académie de médecine en 1904

le même auteur, dit avoir examiné les selles de 12 typhiques de l'hôpital de Brest et avoir constaté dix fois des
œufs de trichocéphales. Un des deux malades qui n'en a pas
présenté mourut, et l'on vit à son autopsie qu'il existait
six trichocéphales dans son cæcum. M. le professeur Blanchard, rapporteur de cette communication à l'Académie,
s'est fait le défenseur ardent des opinions de M. Guiart, et
il a terminé ainsi son rapport : « Ce qu'il importe de retenir, c'est que la fièvre typhoïde est une maladie infectieuse
et microbienne à porte d'entrée intestinale, et que c'est le
trichocéphale, parasite intestinal qui dans la plupart des cas
ouvre la porte à l'infection.

Schiller rapporte un cas d'appendicite actinomycosique
et un cas d'appendicite tuberculeuse, dans lesquels il a
constaté à l'autopsie la présence de trichocéphales et
d'oxyures vermiculaires dans l'appendice. Il pense que
l'actinomycéte et le bacille de Koch ont pu être inoculés
grâce aux lésions produites par le parasite. Enfin M. Veinberg pense que les lésions causées par le trichocéphale
doivent être souvent la cause des septicémies à point de
départ intestinal.

Malgré tout ce que ces théories ont de séduisant, il
semble qu'elles font encore la part trop belle au trichocéphale.

En ce qui concerne la fièvre typhoïde, tout d'abord, op-
posons les faits aux faits. Depuis longtemps, M. Letulle
recherche soigneusement à toutes ses autopsies la présence
des trichocéphales : chez aucun typhique il n'a jamais constaté ce ver ; de l'ensemble de ses autopsies, il semble résul-
ter du reste que c'est un parasite peu fréquent à Paris.

Si M. Guiart l'a constaté souvent chez les typhiques, à Brest, dans un pays où l'hygiène est encore peu avancée, il est probable que ses malades faisaient habituellement usage d'eau contaminée, aussi bien par les œufs de nématodes que par le bacille d'Eberth. Il y a eu sans doute infection parallèle de l'intestin par le nématode et par le microbe : il nous semble qu'il y a là une simple coïncidence et non une relation de cause à effet.

Pour la dysenterie, les auteurs qui se sont occupés de la question pendant ces dernières années, Kruse, Lhiga, Vaillard et Dopter, Flexner, ne signalent pas la grande fréquence du trichocéphale dans les autopsies ni de ses œufs dans les matières fécales, qui pourtant ont été examinées maintes fois au microscope ; de plus la reproduction expérimentale de la maladie peut être faite sans l'aide de parasites intestinaux. Nous pourrions en dire autant du bacille de Koch et de l'actinomyces.

Il n'est pas impossible que les lésions produites par le trichocéphale puissent aider à des infections, dépassant l'intestin ; l'observation de MM. Vigouroux et Collet montre un intestin rempli de trichocéphales et des ganglions mésentériques suppurés. Il est possible que les infections généralisées à coli-bacilles aient pour point de départ les plaies dues à l'extrémité filiforme des trichocéphales engagés dans la muqueuse. Constatons seulement qu'aucune des observations que nous rapportons ne mentionne la mort par septicémie. Peut-être des observateurs mieux prévenus apporteraient-ils dans l'avenir des cas de septicémie coli-bacillaire avec participation du trichocéphale ; pour le moment nous n'en connaissons pas ; et dans aucun des cas de septicémie à point de départ intestinal, cette étiologie n'a été mentionnée. (Lemierre. *Thèse*, Paris, 1904.)

Nous pensons donc que le bacille d'Eberth, le bacille de Chantemesse et Widal, le bacille de Koch, l'actinomycès, et même le coli-bacille possèdent une virulence suffisante pour pénétrer par leurs propres moyens dans la muqueuse intestinale ; les cas où le trichocéphale doit leur venir en aide sont tout à fait exceptionnels.

2° TROUBLES NERVEUX

Nous avons vu que les troubles nerveux attribuables au trichocéphale sont de deux sortes : les uns sont bénins et disparaissent après l'expulsion des parasites ; les autres se présentent sous l'aspect de syndromes méningés graves et peuvent se terminer par la mort. Ajoutons que ces derniers sont très rares, qu'ils sont d'observation déjà ancienne, et qu'il faut peut-être faire des réserves sur leur interprétation.

Il existe deux théories pour expliquer les troubles nerveux causés par le trichocéphale, comme pour tous les vers intestinaux d'ailleurs. Une première théorie fait, de ces symptômes nerveux, des phénomènes réflexes à point de départ intestinal, et provoqués par les mouvements des vers. Cette explication nous paraît trop simple.

Comme nous l'avons dit, les troubles nerveux prennent l'aspect de manifestations hystériques dans la grande majorité des cas : ce sont des crises convulsives, des paralysies

transitoires, de l'aphonie, accompagnées de stigmates per-
manents : anesthésie, points douloureux. Le trichocéphale
est donc à l'occasion un agent provocateur d'hystérie ;
mais par quel mécanisme ? On peut penser que le parasite
secrète dans l'intestin un poison qui, résorbé, peut impressionner les centres nerveux et produire les phénomènes
mentionnés ; nous savons combien de poisons sont susceptibles de réveiller l'hystérie, et il n'est point absurde d'admettre que la substance toxique produite par le ver soit
capable d'agir de cette façon.

Si les cas de méningisme avec terminaison mortelle sont
authentiques, la théorie de l'intoxication permet encore de
les expliquer beaucoup mieux que la théorie réflexe. Evi-
demment nous ne pouvons émettre qu'une hypothèse, les
faits expérimentaux nous manquent. Mais nous pouvons
raisonner par analogie avec d'autres phénomènes observés
chez les individus porteurs d'autres vers intestinaux, tels
que le botriocéphale, l'ankylostome et l'ascaris lombricoïde. Nous pensons que nous devons rapprocher les troubles nerveux causés par le trichocéphale à l'anémie de la
même cause. C'est à propos de l'anémie que nous allons
produire les arguments qui nous paraissent plaider en faveur d'une intoxication. Nous pensons que nous serons plus
près de la vérité en rattachant à une même cause des phénomènes d'aspects différents, mais se rencontrant chez les
mêmes malades.

3° Anémie

Quelle peut être la nature des altérations sanguines observées chez certains porteurs de trichocéphales dans l'intestin ? Plusieurs interprétations méritent d'être discutées.

Nous pensons avec Morsasca qu'il faut écarter, comme facteurs d'anémie, les hémorrhagies intestinales. D'après les observations, ces hémorrhagies intestinales semblent n'avoir jamais été bien abondantes. Mais surtout elles ont manqué dans la plupart des cas, où l'hypoglobulie a été le symptôme important; ou bien elles ne se sont montrées que bien après l'apparition de l'anémie. Nous n'en parlerons pas plus longtemps. Le simple examen des observations montre que les altérations sanguines ne sont pas la conséquence des troubles nerveux ou digestifs ; ceux-ci manquent, nous le répétons, dans nombre de cas ou sont insignifiants. Il y a bien une anémie d'apparence protopathique et due à la seule présence du ver.

Un auteur allemand, Ascanazy, a constaté que le trichocéphale implanté dans la muqueuse aspire le sang des petits vaisseaux et que l'intestin du ver présente une coloration noirâtre spéciale, qui serait due à la présence d'un pigment hématique.

Mais il faut bien reconnaître que les pertes sanguines occasionnées par les vers sont évidemment insuffisantes pour expliquer les anémies graves à allures pernicieuses observées dans quelques cas.

Nous arrivons maintenant à l'hypothèse plus séduisante, qui mérite de nous arrèter plus longuement, et que nous avons énoncée en parlant des troubles nerveux. Les trichocéphales ne peuvent-ils pas donner naissance dans l'intestin à des produits toxiques, dont l'action nocive s'exercerait spécialement sur le sang et les appareils hématopoiétiques ? Cette théorie, acceptée par Morsasca, par Becker par Sandler, par Letulle et Lemierre, a pour elle des arguments de grande valeur. Constatons tout d'abord que les parasites animaux de l'intestin agissent certainement d'une façon quelconque sur les organes hématopoiétiques.

Il existe une anémie, en apparence protopathique, bien connue et déterminée par un helminthe : c'est l'anémie due au botriocéphale qui revêt l'aspect clinique et emprunte la formule hématologique de l'anémie pernicieuse progressive. En ce qui concerne l'anémie due au botriocéphale, presque tous les auteurs sont d'accord : elle traduit une intoxication causée par le ver. Mais malgré des recherches expérimentales très nombreuses, on n'est pas encore parvenu à fixer la nature de ce poison, ni pourquoi il ne manifeste pas son action chez tous les individus porteurs de ce parasite.

L'anémie des mineurs est due sans contradiction possible à l'ankylostome ; là le nombre de vers est considérable, qui se gorgent manifestement de sang puisé dans la muqueuse intestinale ; et cela suffirait à la rigueur pour expliquer l'anémie. Mais on sait que Lussana et d'autres auteurs italiens jugent que ces pertes sanguines sont insuffisantes pour

expliquer la maladie et que celle-ci est due surtout à des
produits toxiques secrétés par l'ankylostome. Du reste
l'ankylostomose est une des affections où l'éosinophilie est
la plus commune et la plus accentuée. Enfin il n'est pas
jusqu'à l'ascaris lombricoïde qui ne soit convaincu d'éla-
borer des poisons capables de provoquer des troubles
graves. On connaît des cas de lombricose à forme typhoïde,
et M. Chauffard en a rapporté une curieuse observation en
1895, que beaucoup mettent sur le compte des sécrétions
toxiques du parasite. Parmi les symptômes de ces lombri-
coses intestinales, on cite la fièvre et les épistasis. Huber,
pendant qu'il étudiait et maniait journellement des ascaris
lombricoïdes, fut atteint d'éruptions cutanées, de conjonc-
tivite, de chémosis, qu'il n'hésita pas à mettre sur le
compte de substances chimiques produites par le ver.

Enfin, Tauchon, injectant à des cobayes du « suc asca-
ridien », a réalisé chez ces animaux de véritables intoxi-
cations.

Voici donc une série de vers intestinaux qui secrètent
très vraisemblablement des poisons susceptibles de déterminer des troubles organiques et entre autres l'anémie. Il
est légitime donc de penser qu'il peut en être ainsi pour
le trichocéphale. Sans doute, on pourrait se demander
pourquoi l'anémie et les troubles morbides ne se montrent
pas toutes les fois qu'il y a un grand nombre de trichocéphales dans l'intestin, comme cela se voit dans l'ankylostomose. Mais l'anémie pernicieuse n'éclate pas nécessaire-
ment, non plus chez tous les sujets porteurs de botriocé-
phales ; elle n'est même l'attribut que d'un très petit
nombre, si bien qu'on s'est demandé s'il ne s'agissait pas,

dans ces cas-là, de poisons produits non par des vers sains, mais par des vers malades.

Nous ajouterons, en faveur de la théorie toxique, un petit fait tiré de l'observation de MM. Letulle et Lemierre, où l'anémie mortelle coïncidait avec l'absence complète de lésions intestinales. Pourtant, l'examen histologique du foie a montré un léger degré d'infiltration autour des ramifications de la veine porte, comme si un poison était venu de l'intestin impressionner l'organe, avant de passer dans la grande circulation et d'agir sur les tissus hématopoiétiques.

On pourrait s'étonner sans doute de ce que s'il s'agit d'un poison spécifique engendré par le parasite, la formule hématologique se soit montrée variable dans les différentes observations rapportées. Mais n'oublions pas que les phénomènes d'intoxication ne sont peut-être pas aussi simples qu'il semble au premier abord : il faut faire intervenir sans doute non seulement la quantité de poison résorbé, mais encore la durée de l'intoxication. Bien plus à côté du poison du au trichocéphale lui-même, il en existe vraisemblablement d'autres : substances anormales développées dans l'intestin malade, et des toxines microbiennes, si la virulence des bactéries intestinales est exaltée et si la muqueuse digestive est enflammée et colorée. On comprend la multiplicité des substances nocives susceptibles de s'additionner et de se combiner, pour aboutir à des effets plus ou moins dissemblables. C'est peut-être ainsi que peuvent s'expliquer les différences observées des formules hématologiques.

6° PHÉNOMÈNES GÉNÉRAUX

Après tout ce que nous venons de dire, nous pouvons être brefs sur la pathogénie des phénomènes généraux, provoqués par le trichocéphale. Nous avons vu comment l'hypothèse d'une intoxication peut expliquer les troubles nerveux et l'anémie ; ajoutons que cette intoxication peut agir directement aussi sur la muqueuse intestinale et peut y déterminer des lésions concurremment avec les blessures produites par l'extrémité effilée du ver.

Parmi les phénomènes généraux, la fièvre, notée dans un certain nombre d'observations, peut invoquer la même pathogénie. Nous avons vu que cela est admis pour l'ascaris lombricoïde, et rien n'empêche de l'admettre également pour le trichocéphale. Il est certain que dans d'autres cas l'intoxication due au nématode n'est pas seule à agir ; l'infection joue certainement un grand rôle et nous n'avons point besoin d'insister.

L'amaigrissement, la perte des forces, les arrêts de développement observés chez les enfants s'expliquent ainsi aisément. Ils sont dus d'une part à l'action directe sur le système nerveux et sur les cellules de l'organisme entier, des poisons venus de l'intestin ; ils sont d'autre part le résultat de l'anémie et des troubles apportés dans la nutrition de l'organisme par le mauvais fonctionnement du tube digestif.

Telle est la part que l'on peut attribuer au trichocéphale en pathogénie.

Elle n'est peut-être pas aussi étendue que le voudraient certains auteurs. Mais il nous paraît plus sage de la restreindre à ce que les faits nous apprennent de certain. Quant aux hypothèses, l'avenir nous apprendra ce qu'il faut en penser.

CHAPITRE V

Diagnostic.

Les manifestations morbides engendrées par le trichocéphale étant très diverses et d'aspect très différent, on comprend combien il doit être difficile d'en reconnaître la nature. Nous rapportons ici un certain nombre d'observations où ce diagnostic a été fait tantôt pendant la vie par l'examen des selles, tantôt après la mort, grâce à des autopsies attentives. Mais combien existe-t-il de cas où faute de ces deux éléments la nature des phénomènes morbides observés est restée complètement méconnue? Parfois la présence des trichocéphales se produit uniquement par une diarrhée incoercible, qui épuise le malade, accompagnée d'amaigrissement, si bien que l'idée vient immédiatement à l'esprit d'une entérite tuberculeuse. On recherche en vain les signes pulmonaires, ceux-ci peuvent du reste apparaître dans la suite si l'infection tuberculeuse vient se greffer sur ce terrain préalablement affaibli.

La diarrhée peut s'accompagner d'hémorrhagies intestinales, et dans ce cas, et surtout si on a à faire à des enfants on y pense plus facilement, et en cherchant dans les selles, on trouve, soit le parasite lui-même, soit ses œufs. Ce sont justement les troubles intestinaux insolites dans la plupart des observations publiées, qui ont attiré l'attention et mis sur la voie du diagnostic.

Mais celui-ci peut devenir de nouveau plus difficile lorsque les phénomènes douloureux se localisent dans la fosse iliaque droite et surtout s'il s'accompagne de fièvre. On pense alors à une appendicite vulgaire et on néglige l'hypothèse des vers intestinaux. Si certains auteurs ont été peut-être un peu loin en attribuant à ces parasites un rôle prépondérant dans la genèse des appendicites, ils ont au moins le grand mérite d'attirer de nouveau l'attention sur l'importance que peuvent acquérir les helminthes en pathologie intestinale. Nous devons retenir, des controverses nées à ce sujet, qu'un certain nombre de malades, considérés comme atteints d'appendicite à répétition, ont été guéris et guéris définitivement par le thymol. S'agissait-il d'appendicites vraies ; s'agissait-il de typhlites vermiculaires, nous ne saurions le dire. Mais à l'avenir, en présence des appendicites chroniques, revenant par poussées et surtout lorsqu'elles s'accompagnent de diarrhée nous pensons qu'il sera bon d'examiner les selles et de rechercher avec soin les œufs de vers intestinaux, et plus particulièrement des trichocéphales. Si l'opération ne presse pas, il faudra tenter le traitement par le thymol, qui pourra donner des succès et montrer la véritable cause de la maladie. Néanmoins, nous pensons qu'il ne faut jamais, en cas de nécessité, ajourner une intervention, sous prétexte qu'il s'agit peut-être de phénomènes dus au trichocéphale. L'administration de vermifuges, en pleine période aiguë, avant même l'examen microscopique des selles, telle que certains auteurs voudraient la voir systématiquement appliquée, nous paraît en tous points condamnable.

Les troubles nerveux, tels qu'on les trouve décrits dans certaines observations, sont bien pour égarer le diagnostic. En effet, quand on se trouve en présence de sujets présentant seulement de la céphalée, comment pourrait-on penser à des parasites intestinaux. De même pour les convulsions, pour la paralysie, pour l'aphonie, nous avons fait remarquer que ces phénomènes ont, en général, l'aspect et les allures de manifestations hystériques ; quand ils se produisent chez les enfants, en particulier, il faut toujours penser à la possibilité de l'helminthiase intestinale. Enfin, s'il faut en croire certaines observations, le trichocéphale peut provoquer des symptômes méningés, ce qui, du reste, est noté également pour d'autres vers intestinaux.

Aux phénomènes locaux : céphalée, raideur de la nuque et du tronc, convulsions et contractures, il pourrait s'ajouter de la fièvre, si bien que la confusion avec la méningite aiguë pourrait être complète. Pourtant certains symptômes notés doivent sembler bizarres au cours d'une méningite vraie et attirer l'attention du côté des vers intestinaux : ce sont des douleurs abdominales vives, de la diarrhée.

Aujourd'hui, nous sommes armés pour distinguer facilement la méningite vraie du méningisme : la ponction lombaire et l'examen cytologique et bactériologique du liquide céphalo-rachidien permettent de distinguer rapidement ces deux ordres de troubles morbides.

Chez un sujet présentant des phénomènes de méningisme, enfant plus souvent, adulte parfois, il faut songer à la possibilité de parasites intestinaux. C'est là un fait commun en ce qui concerne les ascaris lombricoïdes et les tænias. Il en est peut-être de même pour le trichocéphale. C'est ce que l'avenir nous apprendra, si l'attention des cliniciens se tourne de ce côté, et s'ils se donnent la peine de rechercher avec soin la cause des phénomènes de méningisme qu'il leur sera donné de rencontrer.

Reste l'anémie quand celle-ci s'accompagne de troubles intestinaux nets, colite dysentériforme, hémorrhagies intestinales, le diagnostic est relativement simple et l'on sera tout naturellement porté à pratiquer l'examen des matières fécales.

Mais quand l'anémie apparaît comme symptôme isolé, avec les allures d'une chlorose ou d'une anémie pernicieuse protopathique, comment penser à incriminer le trichocéphale ? En face de tout état anémique, il est de règle de rechercher attentivement toutes les causes susceptibles de le provoquer, et de ne prononcer le mot d'anémie essentielle, d'anemié protopathique, que devant l'absence de toute cause décelable. Nous pensons qu'à l'avenir, dans toute anémie dont la raison n'apparaît pas nettement, il sera indiqué de rechercher l'existence possible du trichocéphale dans l'intestin. Plusieurs des observations rapportées par nous prouvent que cette recherche rend des services non seulement au diagnostic mais encore au traitement.

Tout ceci montre qu'il n'existe aucun symptôme pathognomonique, aucun symptôme net qui permette d'attribuer avec certitude tel ou tel état morbide à la présence de trichocéphales dans l'intestin.

Mais il existe, par contre, nombre de symptômes qui

non seulement peuvent faire penser au rôle possible du ver, mais encore qui imposent de le rechercher.

Tout le diagnostic, en effet, repose sur la seule recherche des œufs du parasite ou du parasite lui-même dans les selles ; et c'est plaisir de voir comment l'hypothèse, une fois posée, il est facile et rapide de la vérifier. On prélève une parcelle de matières fécales que l'on écrase entre lame et lamelle, et qu'on examine directement sans aucune coloration. Il n'est pas besoin d'un très fort grossissement. Un objectif 4 et même 2 sont complètement suffisants.

Les œufs de trichocéphales se distinguent très bien au milieu des particules diverses qui couvrent le champ du microscope, grâce à la netteté et à la régularité de leur contour, à leur forme ovoïde et enfin aux petits boutons brillants qui surmontent les deux pôles extrêmes. Les œufs sont en général très nombreux dans les selles, les parasites étant eux-mêmes nombreux dans les cas où surviennent des troubles morbides. Dans une seule préparation on en découvre rapidement un grand nombre. Il en était du moins ainsi dans la plupart des observations que nous citons. Pourtant, chez certains sujets présentant des symptômes d'appendicite, d'après MM. Weinberg et Blanchard, les œufs se seraient montrés moins nombreux.

Mais on peut admettre que si dans douze préparations faites chacune avec un demi-millimètre cube de matière fécale on ne trouve pas d'œufs de trichocéphales, c'est qu'il n'en existe pas dans l'intestin. Si malgré l'absence d'œufs dans les selles, les symptômes permettent de soupçonner la présence des vers intestinaux, on peut administrer un vermifuge et rechercher dans les selles les trichocéphales eux-mêmes qui sont souvent expulsés en grand nombre. Mais c'est là un fait absolument exceptionnel.

Ainsi l'examen microscopique permet de diagnostiquer la présence du trichocéphale dans l'intestin. Suivant quelques auteurs il permet même de se faire une idée sur le nombre des parasites, et voici comment. D'après Leuckart, la femelle du trichocéphale produit par an 240.000 à 350.000 œufs (en moyenne 295.000), et par conséquent 800 œufs par jour. Si l'on compte le nombre d'œufs contenus dans une préparation faite avec un demi-millimètre cube de matières fécales, et si l'on connaît d'autre part le volume exact des matières fécales rendues dans les vingt-quatre heures, il est facile de calculer, d'après le nombre d'œufs, le nombre de femelles de trichocéphales. En multipliant par deux on a à peu près le nombre des parasites mâles et femelles. Nous ne nous dissimulons pas les causes d'erreur nombreuses qui peuvent exister dans cette manière de calculer. Il n'est pas moins vrai qu'on peut, par ce moyen, se rendre compte s'il existe ou non de nombreux trichocéphales, et si les traitements employés en ont fait diminuer la quantité.

CHAPITRE VI

Pronostic.

Le pronostic de la trichocéphalose n'est pas sans gravité. On peut voir qu'un certain nombre des observations que nous rapportons se sont terminées par la mort. Les malades des observations I, II, III et IV ont succombé au milieu de phénomènes méningés, mais nous répétons que nous ne saurions garantir l'authenticité de ces faits. Le petit malade de l'observation IX, épuisé par des troubles intestinaux prolongés, est mort d'une attaque de croup. Dans l'observation XXXVIII, nous avons vu que la mort est survenue au bout de six mois à la suite d'une anémie que rien ne put enrayer, et malgré que le diagnostic ait été fait depuis longtemps ; le malade de l'observation XXXIX a été emporté brusquement par des épistaxis incoercibles ; enfin le malade de l'observation XL, qui présenta pendant plusieurs mois une diarrhée profuse et continue, a succombé dans le marasme ; à son autopsie on a trouvé de plus des tubercules hépatiques.

Il existe en effet deux éléments qui peuvent faire des infections à trichocéphales quelque chose de grave. C'est en premier lieu que la nature de la maladie passe inaperçue ; nous avons vu combien les manifestations morbides peuvent être nombreuses. Rien d'étonnant à ce qu'on ne pense pas à l'attribuer au trichocéphale, et à ce qu'on ne le cherche pas dans les selles. En second lieu, lorsque les trichocéphales sont nombreux, il peut arriver que le traitement antihelminthique, même le traitement par le thymol, soient inefficaces. Burchardt, Moosbrügger, Boas, insistent sur cette ténacité. Ils pensent que le ver, implanté et en partie caché dans la muqueuse, est ainsi protégé contre le médicament qu'on lui oppose. Ainsi Moosbrügger considère les infections à trichocéphales comme très sérieuses. Se fondant sur les faits observés par lui, il proclame que le traitement antihelminthique est absolument sans action, et qu'il faut recourir à des procédés indirects, et administrer des toniques et des fortifiants, pour permettre aux malades de résister.

Malgré tout, des trois enfants qu'il a soignés, un est mort d'une attaque de croup intercurrent, le second est resté malade pendant des mois, et le troisième est resté faible et mal développé.

Heureusement, le pronostic n'est pas toujours aussi sombre et le traitement ne semble pas habituellement aussi inactif que certains veulent le dire.

La médication par le thymol, notamment, semble donner plus souvent des résultats rapides et favorables. Ainsi nous voyons que le malade de l'observation XXXV, dès le début du traitement, expulse plus de 2.000 parasites et guérit rapidement.

Quant aux phénomènes d'appendicite provoqués par le

trichocéphale, ils ne semblent dans aucun cas avoir été bien graves, et c'est dans ces cas là que le traitement par le thymol a donné les succès les plus éclatants. En tous cas, surtout lorsque le trichocéphale a provoqué une anémie intense, il faut administrer le traitement le plus rapidement possible, car une hémorrhagie profuse peut survenir et emporter le malade.

On peut résumer en disant que le pronostic est le plus souvent lié à la précocité du diagnostic.

TRAITEMENT

L'infection par le trichocéphale est une maladie dont on ne peut se préserver facilement. Ce que nous avons dit, en traitant de l'histoire naturelle du ver, à propos de son développement et de son mode de dissémination nous épargnera d'être long au sujet de la prophylaxie. L'eau de boisson doit être soigneusement filtrée ou bouillie, et nous avons montré comment, dans les villes, le trichocéphale est plus rare qu'à la campagne. De plus, une hygiène sévère devrait proscrire d'une façon absolue l'usage des fruits, légumes et salades crus, qui sont souvent les véhicules de l'infection ; ils doivent tout au moins être lavés extrêmement soigneusement et à plusieurs reprises, avec de l'eau filtrée.

La lecture des observations publiées montre que l'on a essayé, contre le trichocéphale, tous les médicaments vermifuges et purgatifs : calomel, santorine, extrait éthéré de fougère mâle, huile de ricin, séné, etc. Le médicament qui jouit aujourd'hui de la plus grande vogue, et qui du reste a fait ses preuves, non seulement contre le trichocéphale, mais encore contre l'ankylostomose, c'est le thymol. Les propriétés antihelminthiques du thymol ont été proclamées pour la première fois par Lütz en 1888. Depuis lors il a été employé souvent et voici comment. Hausmann, auquel tous les auteurs allemands renvoient, recommande de s'en servir. Hausmann fait prendre le matin à jeun, par cuillerées à soupe données d'heure en heure, la potion suivante :

Thymol............	2 gr.
Huile d'olive.......	4 —
Gomme arabique...	2 —
Eau distillée.......	60 —

Pour les enfants on peut abaisser la dose à un gramme par jour. Cette potion doit être prise pendant trois jours de suite, puis après un repos de quelques jours, même quand les phénomènes morbides ont disparu, il est bon de recommencer une nouvelle période de traitement pendant trois jours. A cette dose, il n'y a pas à craindre d'intoxication par le thymol, comme on en a rencontré dans certains cas, où la quantité prescrite était plus considérable. On fera bien néanmoins d'être prudent lorsque l'on aura à soigner des sujets présentant des altérations rénales. Hausmann recommande de ne pas se tenir à l'administration seule du thymol, mais d'en favoriser l'action à l'aide d'un grand lavement donné à la fin de l'après-midi. Dans plusieurs observations, nous voyons même noté que l'on a ajouté avec succès à l'eau du lavement une certaine quantité de benzine. Dans l'observation XXXIII, le malade a même été débarrassé de ses parasites par la seule administration d'une série de lavements à la benzine. La quantité de benzine qui semble suffisante et qui est bien supportée est de trois gouttes par litre d'eau. Enfin, dans les cas où la

perte des forces est très accentuée, où l'anémie est intense,
il ne faut pas s'en tenir à la seule médication antihelminthique ; l'emploi du fer et de l'arsenic sera alors indiqué,
et certaines observations montrent que si ces médicaments
sont souvent incapables d'agir seuls, ils contribuent à accé-
lérer le retour à la santé quand les trichocéphales ont été
expulsés.

OBSERVATIONS

Observation I

Félix Pascal.

Rosalie L..., âgée de 4 ans, de constitution robuste et toujours en bonne santé. Elle a été retirée de nourrice et est rentrée dans la maison paternelle à l'âge de 3 ans et demi, elle est devenue tout d'un coup pâle et languissante. Rosalie dépérissait à vue d'œil sans que son appétit diminuât.

Le 25 novembre dernier, elle fut prise brusquement d'un frisson de tout le corps, non suivi de chaleur ; deux heures après la malade vomit en abondance des matières rouges, semblables à de la lie de vin.

Je suis mandé auprès de la malade : elle se plaint de douleurs vives dans l'abdomen ; celui-ci est gonflé ; cependant il y a deux selles dans la journée, le pouls est petit, serré, rapide, la face est rouge et vergetée, les pupilles dilatées, l'haleine acide, la langue couverte de mucus jaunâtre, tout l'abdomen est extrêmement sensible, le moindre attouchement est douloureux.

Potion avec sirop d'absinthe et éther sulfurique.

Le 26, aphonie ; pouls et face comme la veille, les yeux fixes et immobiles, respiration stertoreuse et entrecoupée, tremblement de la mâchoire inférieure. Je prescris trois grains de calomélas. Il y a deux selles liquides, très fétides.

Le 27. Raideur tétanique des membres et du tronc, déglutition difficile, deux selles dans la journée ; perte de connaissance.

Le 28. Pouls intermittent, très rapide, déglutition impossible.

Le 29. Mort à 6 heures du matin.

Autopsie : Tous les organes sont sains. Dans le cæcum une quantité innombrable de trichocéphales, pas d'ascarides.

Observation II

Félix Pascal.

Alexis Bruant, 9 ans, de faible constitution, se plaignit, en janvier 1814, d'éprouver des douleurs de tête très vives, pendant 24 à 30 heures. Pendant le paroxysme, pouls très petit, bouche sèche, respiration oppressée, pas d'augmentation de la chaleur de la peau. Après ce paroxysme état parfait.

De semblables paroxysmes se reproduisent à des dates irrégulières ; à ce moment la mère, pensant à un lombric, donna à l'enfant du semen contra pour expulser le ver.

En février suivant, les accès sont plus rapprochés. Je suis consulté. Je trouve la langue blanche, couverte d'aphtes, l'haleine acide, l'abdomen gonflé, sensible à la pression. Les selles sont rares, sèches, brunâtres, le pouls est petit, serré ; la face est rouge. La céphalalgie est intense.

Je prescris : calomélas, décoction de fougère mâle. Cela amena plusieurs selles avec expulsion de six trichocéphales.

Je ne revois plus le malade que le 15 mars ; pendant ce temps les paroxysmes sont devenus plus rapprochés et plus intenses ; pendant ces paroxysmes l'enfant a perdu plusieurs fois con-

naissance ; alors les muscles de la face entrent en convulsions
les yeux roulent dans l'orbite, la respiration est oppressée. Ensuite survenaient un abattement et une faiblesse extrêmes. Dès
que le calme revenait l'appétit reparaissait ; à plusieurs reprises
on a trouvé des trichocéphales dans les selles.

Le 15 mars le pouls est faible, la face est couverte de sueurs
et je n'hésite pas à pronostiquer une mort prochaine.

Celle-ci survient la nuit suivante au milieu de convulsions
violentes.

Autopsie : Beaucoup de sérosité dans le péricarde. Plusieurs
ganglions mésentériques développés et squirrheux. Plusieurs
trichocéphales dans l'iléon. Beaucoup de trichocéphales dans
le cæcum et le côlon.

OBSERVATION III

Félix Pascal.

Aldolphe Motteau, âgée de 5 ans, de constitution forte ; a des
hémorrhagies nasales habituelles. Il a rendu souvent différents
vers dans ses selles.

Le 9 octobre, au soir, il éprouve une violente douleur de
tête. Il se couche et s'endort. Vers minuit, il se réveille en
poussant des cris aigus ; les yeux sont saillants, la face est
rouge et vergetée, l'enfant porte sans cesse sa main à sa tête
et à son abdomen.

Le lendemain je vis l'enfant, le pouls était petit. Je fis appli-
quer deux sangsues derrière l'oreille. L'enfant fut calme l'a-
près-midi et la nuit suivante.

Le 11 octobre. Agitation extrême, face rouge et vergetée,
pouls intermittent.

L'enfant pousse des cris, la respiration est stertoreuse. Je
prescris : calomélas.

L'enfant vomit un lombric mort et rend dans ses selles huit trichocéphales vivants.

Le 12. Même état. Raideur du tronc et des membres inférieurs, sueurs, urines et selles involontaires, où l'on trouve un lombric et huit trichocéphales vivants.

La nuit suivante la mort survient, au milieu de convulsions et de douleurs atroces.

Pas d'autopsie.

Observation IV

Barth, cité par Valleix.

On n'a assigné aucun symptôme particulier à cette espèce de vers. Cependant j'ai entendu dernièrement M. Barth communiquer à la société d'observation un fait de nature à attirer l'attention sur ce point.

Un malade présenta, il y a peu de temps, à l'Hôtel-Dieu, des symptômes si tranchés d'une affection cérébrale que tout le monde crut à une méningite. A l'autopsie on ne découvrit rien dans l'encéphale ; mais M. Barth ayant examiné l'intestin y trouva une quantité énorme de trichocéphales.

Observation V

Gibson.

E. B..., âgée de 6 ans, petite fille cachectique et très pâle, m'est amenée par sa mère le 18 avril 1862. Elle présente depuis huit jours de la paralysie des membres ; assise sur une chaise, elle tomberait si on ne la retenait. Elle parle très difficilement et se mord la langue en parlant ; pour avaler elle est obligée de tenir sa langue avec ses doigts. Traitement. Calomel, poudre de rhubarbe, teinture de sesquichlorure de fer.

19 avril. Selle abondante contenant du tricocéphalus dispar en grande quantité.

21 avril. Paralysie complète des extrémités, la marche est impossible, la parole est supprimée ; même traitement.

23, 26, 30 avril. Amélioration légère.

3 mai. Nombreux trichocéphales dans les selles.

6 mai. Amélioration. La malade peut marcher quand on la tient par la main. Elle essaye de parler et se mord la langue. Même traitement.

8 mai. Trichocéphales expulsés. La malade dit « mère ».

10 mai. Les paralysies et les troubles de la parole vont graduellement mieux.

11 mai. La malade marche toute seule.

12 mai. Beaucoup de trichocéphales expulsés. Même traitement.

14 mai. Peut se lever, parle très imparfaitement.

20 mai. La malade peut marcher et s'occuper.

30 mai. Guérison complète.

OBSERVATION VI

Max Burchardt.

Le patient, âgé de 18 ans, interne dans une maison d'éducation depuis octobre 1872, tomba malade en avril 1873, et présenta des vomissements qui se renouvelaient sans cause apparente, plusieurs fois par jour. A la fin de juin, ils s'accompagnèrent de diarrhée. Les vomissements et la diarrhée continuèrent de juillet à septembre, à Wiesbaden où le sujet était allé pour prendre des bains et boire de l'eau minérale. Les troubles mor-

bides s'amendèrent ensuite et les vomissements notamment
devinrent si rares, qu'ils restaient plusieurs jours sans se repro-
duire. Les troubles reparurent en décembre avec leur ancienne
intensité. A ce moment, il y eut dans les vomissements de
petites traînées de sang. Les vomissements se produisaient surtout le matin, rarement la nuit, et le jour seulement, quand le
patient se levait et quittait la position horizontale. Au même
moment, survenaient aussi des douleurs de tête et des vertiges.
Habituellement, il y avait 4-6 fois par jours des vomissements
et 2-4 fois de la diarrhée.

Quand je vis le patient pour la première fois, le 11 janvier
1874, il était si faible qu'il ne pouvait pas monter les escaliers,
et il était très pâle. La région du colon transverse était très
douloureuse. La moitié gauche du ventre donnait une tonalité
plus élevée que la moitié droite. Le foie et la rate n'étaient pas
gros ; les organes thoraciques paraissaient sains ; l'urine était
alcaline, sans albumine. 72 pulsations. Pas de fièvre. L'examen
des fèces montra sur deux préparations six œufs de trichocéphalus dispar.

De même, les jours suivants, on trouvait dans chaque préparation plusieurs œufs de trichocéphales. Comme la quantité de
la matière fécale employée pour chaque préparation était d'environ un demi-millimètre cube, et comme la quantité de matières fécales rendue par jour s'élevait à environ 100 centimètres cubes, comme d'autre part chaque préparation contenait
environ 2 œufs de trichocéphale. le nombre des œufs rendus
s'élevait à 400.000 dans les 24 heures. D'après Leuckart, la
femelle du trichocéphale produit par an 240.000 à 350.00 œufs
(en moyenne 295.000), et par conséquent 800 œufs par jour. Il
y avait donc en chiffres ronds, dans l'intestin de notre malade,
500 trichocéphales femelles et autant de mâles, soit 1.000 Si ces
chiffres n'étaient qu'approximativement exacts, il n'en était pas
moins vrai qu'il y avait dans l'intestin un très grand nombre
de parasites et que la diarrhée et les vomissements auxquels on

ne trouvait pas d'autres causes devaient être mis sur leur compte.

Le patient avant de me consulter avait déjà été traité par l'opium, le bicarbonate de soude, la teinture amère, la teinture aromatique, et l'eau de chaux mêlée au lait.

J'ordonnais des pilules contenant 0 gr. 02 de santonine et 0 gr. 01 d'acide phénique à prendre 3 fois par jour. En même temps le patient prenait 2 fois par jour un lavement d'eau.

Sous l'influence de ce traitement, le nombre des œufs de trichocéphales rendus par les selles diminua d'abord, resta ensuite stationnaire.

De même l'état général du patient ne se modifia pas sensiblement. Les pilules furent alors prises 4 fois par jour. On donna ensuite successivement, et parfois simultanément, du fer, de la rhubarbe, du chlorate de potasse de l'iodure de potassium et de la strychnine.

Ces médicaments restèrent aussi inactifs que les grands lavements contenant du kousso.

En février, il se fit une péritonite partielle se révélant par des phénomènes douloureux, au niveau de l'hypochondre droit. Les douleurs forçaient le malade à se tenir un peu courbé pendant la marche et la station debout, les vomissements contenaient assez souvent du sang, jamais on ne put trouver dans ceux-ci des œufs de trichocéphales, tandis qu'on les trouvait toujours sur toutes les préparations de matières fécales. Les signes de percussion de la moitié gauche de l'abdomen restaient les mêmes.

Une fois paraît-il, un ver long comme la main et gros comme un crayon, fut rendu avec une selle ; je ne l'ai pas vu moi-même, mais je suppose qu'il s'agissait d'un ascaris, quoique je n'eusse jamais trouvé d'œufs d'ascaris dans les selles. Au milieu de juin je fis prendre au patient, dont les forces s'étaient un peu remontées, de l'eau de Karlsbad, 2 verres d'abord, puis 5 verres par jour. Pendant ce traitement les troubles morbides s'amendèrent, la diarrhée disparut, les vomissements ne se reproduisirent plus que le matin, et sans grands efforts, sans congestion de la face comme auparavant, mais facilement. Dans la suite, le malade se rétablit rapidement et fut, en automne, én état de faire les manœuvres.

Quelques mois plus tard, j'appris que le patient, qui se trouvait dans les environs de Berlin, était gravement malade. Je ne l'ai vu qu'une fois pendant cette nouvelle maladie. Il était ictérique, et avait une péritonite assez étendue ; il souffrait de nouveau de vomissements sanglants, de diarrhée, et était *complètement aphone.* Il surmonta encore cette fois cette attaque de maladie parasitaire, mais au printemps de 1875, quand je l'ai vu de nouveau, il n'était pas encore en état de parler haut, mais ne pouvait que chuchoter. Ce n'est qu'après plusieurs mois que le malade a recouvré sa voix ; il est allé s'établir loin de Berlin et il est maintenant complètement guéri et vigoureux. Je ne sais pas si les trichocéphales ont ou non complètement disparu de son intestin.

J'ai soigné en 1874 un autre jeune homme vigoureux, qui présentait des crises de vertiges, mais sans vomissements ni diarrhée. Comme ce jeune homme me disait qu'il souffrait de ces phénomènes morbides depuis un an et qu'il avait été dans le même établissement d'éducation que le malade précédent, et en même temps que lui, que de plus plusieurs de ses camarades souffraient des mêmes attaques de vertiges, j'examinai ses selles au microscope, et je trouvai dans une préparation sur deux ou trois un ou plusieurs œufs de trichocéphales.

Je fis les mêmes recherches chez plusieurs jeunes gens bien portants, élevés dans le même établissement, et je constatai, chez trois sur sept examinés, des œufs de trichocéphales dans les selles.

Burchardt pense que dans cet établissement scolaire les citernes d'eau potable communiquaient par des infiltrations avec les latrines, et que les jeunes gens avaient été contaminés par l'eau de boisson.

Observation VI

Francisco Cima.

L'enfant Levino Gerenio, âgée de 30 mois, élevé à la campagne où il avait l'habitude de se traîner sur le sol et de manger toutes sortes d'aliments qui se trouvaient à sa portée, vient consulter à la clinique pour catarrhe intestinal et atrophie (poids, 7 kgr. 080). Rien d'anormal n'est révélé dans les organes thoraciques et abdominaux. La pâleur de la peau et des muqueuses nous a entraîné à faire l'examen du sang. La quantité de globules rouges est de 4.080.000 (ap. Thomas Zeiss), la quantité d'hémoglobine est de 70 p. 10⁰) (ap. Fleiche).

Les matières fécales, en moyenne deux selles par jour, sont tantôt en bouillie, tantôt liquides, contenant du mucus blanchâtre strié de sang ayant l'aspect de crachats pneumoniques. La quantité de ce mucus atteint 5 à 6 centimètres cubes par évacuation. Examiné au microscope, montre un quantité énorme d'œufs de trichocéphales. Chaque selle avait un volume de 100 centimètres cubes environ, et dans toutes on trouvait un nombre considérable d'œufs de trichocéphales : en moyenne 10 œufs par champ de microscope. De temps à autre on notait un œuf d'ascaride. Le nombre considérable d'œufs rendus par jour me fit penser qu'il devait y avoir un très grand nombre de trichocéphales dans l'intestin, ces vers étaient évidemment la cause du catarrhe intestinal et de l'anémie.

On employa tous les moyens possibles pour expulser les parasites : calomel, santonine, extrait éthéré de fougère mâle lavements boriqués à 2 et 3 p. 100 et au tanin à 2 p. 100; tous échouèrent. Seulement, quelques jours après l'administration de l'extrait éthéré de fougère mâle. 2 ou 3 trichocéphales furent expulsés.

Observation VIII

Moosbrügger.

Garçon de 1 an et demi. Anémie intense. Diarrhée abondante, jusqu'à 24 selles par jour liquides ou bien muqueuses ou biliaires, jaune clair, ou souvent sanglantes ; fréquemment douleurs abdominales ; aucune sensibilité à la pression de l'abdomen ; appétit excellent. Malgré une abondante alimentation lactée, diminution considérable des forces. L'examen microscopique des selles donne le résultat suivant :

Les matières fécales contenaient 8.878 œufs de trichocéphales par centimètre cube, ce qui correspond à une quantité de 1.387 trichocéphales femelles dans l'intestin de l'enfant avec une quantité égale de trichocéphales mâles.

Traitement antihelminthique sans action. Amélioration de l'état général par les fortifiants.

Observation IX

Moosbrügger.

Garçon de 3 ans, extrêmement pâle, souffre de selles profuses ; une ou plusieurs selles par heure, et en d'autres moments plus espacées ; les selles contiennent souvent beaucoup de sang Souvent des plaintes et des douleurs.

Pas de vomissements, faible céphalée. Malgré une alimentation abondante, le petit malade ne peut plus, à un moment donné de la maladie, se lever et marcher. Un gramme de matière fécale contient en moyenne 3.000 œufs de trichocéphales. Quatre mois environ après que le diagnostic eût été fait, l'enfant mourut d'une attaque de croup.

Dans l'intestin on trouva 442 trichocéphales mâles et 447 femelles.

L'autopsie ne montra, en dehors d'une intense décoloration des viscères, rien de remarquable dans la cavité abdominale.

L'ouverture de l'intestin grêle le montra rempli d'une bouillie de matières fécales jaunâtres. Dans le fond du cœcum le contenu intestinal est brun, liquide, et on y voit de nombreux trichocéphales morts. Ils deviennent encore plus nombreux dans la partie ascendante et transverse du côlon, si bien qu'on peut les retirer avec une pince agglomérés ensemble par un amas de 30 à 40 individus.

Dans la partie descendante du côlon, la quantité de vers est un peu plus petite, mais immédiatement au-dessus du troisième sphincter le nombre de vers augmente de nouveau jusqu'à former de véritables bouchons. Au-dessous du sphincter il n'y a plus un seul parasite. La muqueuse du côlon est tout entière recouverte par une couche épaisse de mucus grisâtre dans laquelle se voient facilement quelques parasites. Presque toute la muqueuse est pale ; seuls quelques points surprennent par leur rougeur due à la dilatation des capillaires, ainsi que la partie initiale du côlon ascendant sur une hauteur de 2 centimètres et demi. Ensuite vient une partie d'une pâleur intense, avec seulement quelques petits points injectés jusqu'à la fin du côlon transverse environ ; depuis ce point jusqu'à la fin du côlon descendant, la rougeur est intense. Vers la fin du côlon transverse se trouve une cicatrice triangulaire, rougeâtre, dont les deux plus grands côtés ont 1 centimètre et demi et le troisième 1 centimètre. Celle-ci a l'aspect parcheminé et paraît très mince. Dans le côlon descendant, au milieu d'un point injecté, se voit une perte de substance grande comme une lentille, à bords taillés à pic, peu injectée, qui atteint jusqu'à la musculeuse. Non loin de cette perte de substance, on voit une érosion de la muqueuse d'un diamètre de 3 centimètres, à fond très rouge.

OBSERVATION X

Moosbrügger.

Petite fille de 3 ans et demi, très éveillée. mais très mal développée physiquement. La mère raconte que l'enfant à la mauvaise habitude de manger de la terre, aussi bien dehors que celle des pots de fleurs de sa chambre.

Depuis six mois elle serait devenue très pâle, et aurait vingt ou vingt-cinq fois par jour des selles bilieuses, contenant parfois un peu de sang; de plus, dans les derniers temps, elle refusait de manger. Jusqu'aux précédentes semaines elle est restée encore vigoureuse. puis elle est devenue si faible qu'elle est incapable de marcher toute seule et que la mère a conçu des craintes sérieuses. L'examen objectif ne montra absolument rien d'anormal.

Les selles contiennent de nombreux œufs de trichocéphales. M. le professeur Leichtenstern, de Cologne, a eu la complaisance, comme dans les deux cas précédents, d'en pratiquer la numération; il constata 1.050 œufs par centimètre cube de matière fécale liquide.

A la suite de la diarrhée et des efforts faits par l'enfant, celle-ci a eu à plusieurs reprises du prolapsus du rectum, et la mère a pu constater deux fois la présence de vers sur la muqueuse du rectum; mais elle n'a pu voir que la partie épaisse des vers, libre dans la lumière du rectum, la partie effilée, cervicale, restant cachée dans la muqueuse.

La thérapeutique consista à l'administration de vin de quinquina et de vin rouge fort du Tyrol. Les évacuations devinrent alors moins nombreuses, mais il persista 8 à 10 selles par 24 heures ; l'appétit s'améliora et l'enfant commença à se remettre lentement. Elle semble encore aujourd'hui souffrante et faible, mais notablement améliorée.

OBSERVATION XI

Boas.

Le patient est un menuisier de 71 ans, qui est venu nous trouver au mois de février de cette année avec des manifestations de gastro-entérite chronique. Il avait eu manque d'appétit et aussi des selles liquides extrêmement abondantes, quatre à six fois par jour. On n'a pu établir si les selles étaient mélangées de sang. L'affection remontait au mois d'août de l'année précédente. Il avait depuis cette époque perdu dix livres de son poids et n'était plus capable de remplir ses occupations. L'examen fit reconnaître une très grande sensibilité de l'abdomen à la pression, particulièrement dans la région du cæcum, si bien qu'il fallait penser à la possibilité d'une pérityphlite. Des recherches ultérieures montrèrent qu'il ne s'agissait pas seulement de phénomènes inflammatoires, mais de la présence de trichocéphales ; les selles montrèrent chaque fois de quatre à six œufs de trichocéphales, d'ont j'en montre un ici. Nous avons cherché naturellement à débarrasser le patient de ce désagréable parasite : nous avons employé pour cela divers moyens, mais sans succès. Nous n'avons pas pu, non plus que les observateurs précédents, expulser les parasites de l'intestin ; l'administration de lavements de naphtaline, d'extrait de fougère mâle, et enfin de thymol, qui a été préconisé par les Italiens, est resté sans résultat. Pendant ces derniers temps le nombre d'œufs a diminué, sans que j'attache à cela une bien grande valeur.

L'étiologie de ce cas est intéressante.

Le malade est menuisier, mais il a fait l'an dernier des travaux de canalisation. Il travaillait dans l'eau et mangeait avec ses mains souillées de terre et de boue.

OBSERVATION XII

Morsasca.

Dans un cas d'anémie grave progressive avec diarrhée abondante, douleurs abdominales, l'examen des selles montra, à côté de très nombreux globules rouges et blancs, une quantité énorme d'œufs de trichocéphalus dispar.

Les antihelmintiques ont été prescrits comme traitement en même temps que le fer et l'arsenic employés comme adjuvants.

L'anémie ne s'explique pas seulement par les petites plaies et les petites hémorrhagies de la muqueuse intestinale, mais aussi par la résorption de produits toxiques élaborés par les parasites, absolument suivant le mode attribué par les auteurs italiens à l'ankylostome duodénal.

OBSERVATION XIII

Hausmann.

Garçon de 16 ans. Souffrait depuis quatre mois de douleurs qui revenaient de temps en temps sous forme de crises de coliques, si fortes, qu'il perd presque connaissance, et pendant lesquelles surviennent parfois des convulsions. De plus, il se

plaint d'engourdissement des mains et des pieds survenant par
attaques, indépendamment des crises douloureuses ; dans les
intervalles, la sensibilité est diminuée dans ces mêmes régions. Depuis le commencement de la maladie surviennent
aussi des accès de prurit au niveau des pieds qui défient tout
traitement. Il est devenu très faible. Un médecin lui a donné,
il y a deux semaines, de la santonine, à la suite de laquelle
10 ascarides ont été expulsés, mais les troubles morbides sont
restés les mêmes. Il n'a eu depuis le début de la maladie ni vomissements ni malaises, mais souffre de constipation.

Un examen du garçon donne les résultats suivants :

Aspect fortement anémique, avec amaigrissement, couleur
du visage grisâtre. Ventre aplati, sensible à la pression dans la
région épigastrique, plus sensible encore dans la région cæcale
où manquent d'autres signes morbides. Réflexes muqueux normaux.

Sensibilité au toucher partout très abaissée, de même pour
la sensibilité à la douleur. La piqûre, le pincement sont perçus
comme une très faible douleur, mais ne provoquent aucune
réaction de défense. Dans les selles, l'examen microscopique
montre beaucoup d'œufs de trichocéphales. Avant le début du
traitement, nous avons pu assister à une crise de douleurs. Le
malade est couché, muet, sur le sol, courbé, les mains et les
pieds réunis par des crampes, avec des secousses cloniques dans
les muscles des doigts et du visage. Aux questions, aux inter-
pellations, il ne réagit pas. Au bout de vingt minutes, l'attaque se calme, presque subitement, et le sujet interrogé raconte
qu'il a éprouvé de fortes douleurs abdominales, et il sait qu'il
s'est couché sur le sol. Le souvenir de ce qui est arrivé est donc
conservé.

On prescrit du thymol à prendre pendant trois jours de suite,
le matin.

Le premier jour du traitement, il se sentit relativement bien ;
pendant le soir, il éprouva de violentes douleurs abdominales

accompagnées pendant la nuit d'attaques semblables à celle que nous avons décrite.

Les phénomènes douloureux s'atténuèrent le deuxième jour du traitement, presque subitement, après que le malade, ayant pris de nouveau du calomel et de l'huile de ricin, eut une selle. Après la selle, il se sent parfaitement bien et seulement un peu faible. Un examen montre que la sensibilité au tact et à la douleur est normale, ce qui ne laisse pas d'étonner beaucoup le malade.

Le troisième jour, on donne de nouveau du calomel, puis de l'huile de ricin, et le malade est renvoyé en parfaite santé. On ne trouve plus d'œufs de trichocéphales dans les selles.

On recommande au malade de revenir si les troubles morbides reparaissent et en tout cas de suivre encore pendant deux semaines la cure de thymol.

J'ai revu le malade cinq semaines plus tard ; il était en parfaite santé et ses selles ne contenaient plus d'œufs de parasites.

Observation XIV

Hausmann.

Paysan de 19 ans, marié depuis six mois, jusqu'alors bien portant. Pendant son mariage il éprouva des douleurs abdominales violentes et se sentit ensuite si abattu qu'il ne ressentit aucune des joies du mariage.

Pendant les six dernières semaines, il se sentit mieux et put accomplir correctement ses devoir d'époux, mais il avait encore, de temps à autre, des douleurs de ventre. Ensuite survint une impuissance génitale complète ; les douleurs abdominales demeurèrent constantes, s'exaspérant de temps en temps en des paroxysmes violents. Le ventre était affaissé et dur. Puis survint une constipation opiniâtre ; les rares défécations devinrent douloureuses, les matières dures comme de la pierre.

Au bout de quelque temps la dureté et l'affaissement du ventre disparurent ; mais la constipation a persisté jusqu'à maintenant.

Sept semaines après le mariage, apparurent des douleurs cuisantes dans la vessie au moment de la miction, laissant encore une sensation de pesanteur pénible dans la région vésicale après la miction.

Il urinait environ quatre fois par jour. Depuis une semaine, les douleurs à la miction ont disparu ; la sensation de pesanteur vésicale persiste et le malade urine maintenant de quinze à vingt fois par jour.

Tout le corps est depuis quelque temps comme mort ; mais ce qui le tourmente surtout, c'est la perte de la sensation de son pénis ; il ne sent plus qu'il a un pénis. Tels sont les anamnestiques.

Le patient est très maigre et anémique, la sensibilité au tact et à la douleur est très diminuée, surtout au niveau des organes génitaux, où il sent à peine une piqûre d'aiguille. Les réflexes rotuliens sont très diminués, les réflexes cutanés manquent. La muqueuse du pénis est insensible. Pas de troubles moteurs ; le malade a fait 7 milles à pied pour venir de son pays à la ville.

Dans l'abdomen, on sent des masses fécales dures. Appétit mauvais, sommeil agité ; une selle obtenue avec une infusion de séné est examinée au microscope, et montre un œuf de trichocéphale dans la première préparation, et plusieurs dans les autres.

J'ordonnai la cure de thymol pendant trois jours, mais je ne pus suivre moi-même le malade. Au bout de trois semaines, il se représenta à moi bien portant et je lui fis recommander le traitement.

Observation XV

Hausmann.

Garçon de 12 ans, d'une famille intelligente. Très anémique, mal nourri, couleur de visage grisâtre. Depuis un an, il se fatigue facilement de corps et d'esprit. Enclin à la masturbation, probablement à cause d'une sensation de prurit au niveau des parties génitales. Constipation, mauvais appétit. Depuis quatre mois se montrent des manifestations choréiques ; le sujet contracte les muscles du visage, jette la tête de côté ; hausse les épaules. Dans les selles, œufs de trichocéphales. Après une cure de thymol, répétée deux semaines plus tard, disparurent tous les troubles morbides.

Le garçon se rétablit, la tendance à la masturbation, les mouvements choréiformes ont complètement disparu, d'après ce que raconte la mère.

Observation XVI

Hausmann.

Garçon de 6 ans. Malade depuis quatre mois. Anémique mais se nourrissant bien. Constipation interrompue par des crises de diarrhée avec ténesme. Chaque nuit l'enfant est tourmenté par de violentes attaques de coliques durant jusqu'au matin. La nuit surviennent également des douleurs dans les genoux et des contractures dans ceux ci durant jusqu'au matin. Réflexes patellaires très exagérés. Douleur à la pression de l'épigastre ; dans les selles, œufs de trichocéphales. Guérison après la cure de thymol.

Observation XVII

Schmidt (Pétersbourg), cité par Hausmann.

Enfant. Constipation, faiblesse générale, vomissements sanglants. Céphalalgie. Douleur épigastrique. Anémie.

Observation XVIII

Schmidt, cité par Hausmann.

Enfant. Tantôt constipation, tantôt diarrhée sanglante. Douleurs abdominales ; convulsions dans les doigts. Amaigrissement. Anémie. Puis manifestations dysentériques prolongées.

Observation XIX

Federow, cité par Hausmann.

Soldat. Diarrhée, malaises, vomissements, élévation de température, anémie. abattement, douleurs dans la région vésicale et à l'épigastre. Vertige. Céphalalgie.

Observation XX

Sander, cité par Hausmann.

Soldat. Faiblesse. Vertiges. Crises de pertes de connaissance. Palpitations. Constipation. Anémie.

OBSERVATION XXI

Bezzonow, cité par Hausmann.

Soldat. Pertes soudaines de connaissance. Vertiges. Abattement. Perte d'appétit.

OBSERVATION XXII

Bezzonow, cité par Hausmann.

Soldat. Crises épileptiformes, avec morsures de la langue. douleurs à l'épigastre. Malaises. Vertiges. Céphalalgie. Douleurs sternales et vertébrales. Douleurs à la pression dans la région duodénale.

OBSERVATION XXIII

Bezzonow, cité par Hausmann.

Soldat. Crises épileptiformes. Sommeil agité. Grincements de dents la nuit. Douleurs à l'épigastre. Crises de coliques, points douloureux à la colonne vertébrale et au sternum. Douleurs erratiques sur tout le corps.

OBSERVATION XXIV

Bezzonow, cité par Hausmann.

Soldat. Crises d'évanouissements avec secousses dans les doigts. Points douloureux sternaux et vertébraux. Exagération des réflexes patellaires. Douleurs à la pression dans la région duodénale. Hyperesthésie du ventre et du siège. Hypoesthésie aux extrémités, poitrine et dos.

Observation XXV

Bezzonow, cité par Hausmann.

Enfant. Sommeil agité. Grincements de dents. Boulimie.

Observation XXVI

Bezzonow, cité par Hausmann.

Douleurs, coliques la nuit. Boulimie. Douleur à la pression de l'épigastre et du duodenum.

Observation XXVII

Bezzonow, cité par Hausmann.

Douleurs vagues dans tous les points du corps. Points douloureux sternal et vertébral. Perte d'appétit.

Observation XXVIII

Guinard (Soc. de chirurgie, 7 nov. 1900.)

Une jeune femme de 35 ans m'est adressée le mois dernier par mon ami le docteur Lafaille (de Boissy-St-Léger). Cette malade souffre de crises douloureuses dans la fosse iliaque droite. Elle a tous les quinze jours ou toutes les trois semaines une poussée nouvelle qui la met au lit pour deux ou trois jours. Contrairement à ce qui se passe habituellement dans l'appendicite chronique, elle a constamment la diarrhée. Il n'y a pourtant aucun antécédent tuberculeux. Son unique frère est mort de fièvre typhoïde au régiment. Ses parents et son mari sont vivants et bien portants. Il y a un point appendiculaire douloureux à la pression, qui persiste même entre les crises et qui est des plus caractérisés.

Le 29 octobre, je pratique l'opération à froid. L'incision sur la gaine du grand droit me mène sur un appendice long de 12 centimètres « en érection » derrière le cæcum. J'en résèque 11 centimètres et demi et j'invagine le moignon dans le cæcum, sous un surjet au catgut.

Je n'insiste pas sur la fin de l'opération, qui se fait sans incident; pas de drainage. Après avoir constaté que les parois de l'appendice enlevé sont un peu épaissies et vascularisées, je remarque que le canal est libre sur toute son étendue et se termine par une petite ampoule en forme de massue. J'incise l'appendice jusqu'à cette petite dilatation et j'y trouve un petit magma de mucus louche sur lequel s'agite très vivement un petit filament grisâtre que je prends à première vue pour un oxyure.

J'ai donné ce ver intestinal à M. Raphaël Blanchard qui l'a déterminé avec sa haute compétence spéciale.

Voilà la note qu'il m'a remise :

« Le ver examiné est un trichocéphale mâle dont l'extrémité antérieure est brisée. »

En me reportant au *Traité de zoologie médicale* de M. Blanchard, je vois que « le trichocéphale vit normalement dans le cæcum ; il se rencontre aussi parfois dans l'appendice iléo-cæcal où Magendie l'a découvert ». Le ver est filiforme, et d'une longueur de deux centimètres, normalement il est un peu plus long , mais ici son extrémité antérieure étant brisée, il est plus court que normalement.

Je présente le fait tel que je l'ai observé : je ne me rappelle pas avoir lu d'observation de ce genre, et la présence de cet entozoaire dans l'appendice malade, mérite d'être signalée, à côté de celle des lombrics.

Quelle relation y a-t-il entre les crises appendiculaires de la malade et la présence de ce ver dans son appendice ?

Faut-il attribuer la diarrhée anormale qu'elle a constamment accusée à une cause vermineuse ?

Je pose ces questions sans les résoudre.

Observation XXIX

Metchnikof.

Un de mes amis, médecin et bactériologiste des plus éminents, me fit part, il y a de cela presque quatre ans et demi, de son inquiétude au sujet de sa fille qui était sur le point de subir l'opération de l'appendicite. La malade, âgée de 19 ans, avait eu, dans l'espace de dix mois, six crises appendiculaires accompagnées de douleurs vives au point de Mac-Burney, de constipation, quelquefois de vomissements.

La dernière crise, plus grave que les précédentes, était accompagnée de fièvre et de tremblements généraux du corps. Deux cliniciens des plus éminents confirmèrent le diagnostic d'appendicite à répétition et conseillèrent l'intervention chirurgicale. C'est alors que l'idée m'est venue de chercher si des crises appendiculaires semblables ne pourraient pas être provoquées par des vers intestinaux. Je demandai à mon ami si les matières fécales de la malade avaient été soumises à l'examen microscopique ; sa réponse fut négative.

Peu de temps après, il me fit parvenir un peu de déjections

de la malade. Au premier coup d'œil, on y reconnaissait des
œufs d'ascarides et trichocéphales en grand nombre. Aussitôt
fut commencé le traitement vermifuge. Les premières doses de
de santonine amenèrent l'expulsion de plusieurs ascarides.
Malgré cela, l'examen microscopique des matières démon-
trait encore la présence de nombreux œufs des deux espèces de
nématodes. Pour cette raison le traitement vermifuge fut re-
commencé à dives intervalles. Il a aboutit à l'expulsion de plusieurs ascarides et à la guérison définitive de la malade.

Depuis le commencement du traitement jusqu'à ce moment.
c'est-à-dire depuis quatre ans et demi, il ne s'est plus produit
une seule crise appendiculaire.

OBSERVATION XXX

Lemoine, cité par Metchnikof.

Un enfant de 12 ans fut pris, en 1897, de phénomènes d'appendicite avec vomissements, empâtement de la région iliaque
droite, douleur au point de Mac Burney à la pression, constipation. Les accidents ont duré 24 heures et s'étaient calmés
sous l'influence de l'opium à haute dose. L'examen des matières
fécales fit voir des œufs de trichocéphales et d'ascarides, à la
suite de quoi, après l'amendement des accidents aigus, on a
administré à l'enfant de la santonine. 24 heures après, l'enfant
rendit 3 ascarides. Depuis cette époque jusqu'à aujourd'hui,
c'est-à-dire depuis plus de 3 ans, il n'y a pas eu d'atteintes semblables. Les selles examinées 15 jours après l'expulsion des
ascarides ne contenaient plus d'œufs.

Observation XXXI

Lemoine (cité par Metchnikof.)

Un jeune homme de 23 ans, atteint d'appendicite à répétition, se présenta à la fin de 1896, avec les symptômes classiques de cette affection. A son entrée à l'hôpital, cet homme souffre de coliques sans diarrhée, avec vomissements verdâtres. Il se plaint de douleurs dans la fosse iliaque droite et on constate à ce niveau un large empâtement ainsi qu'une douleur à la pression au point de Mac Burney.

L'examen des selles révèle des œufs d'ascarides et de trichocéphales. Le lendemain de son entrée, le malade se trouvait dans le même état. On lui donne de la santonine et du calomel. Le soir de la même journée, le malade rend 2 ascarides, les vomissements cessent.

Les jours suivants, le malade se sent beaucoup mieux, mais l'empâtement ainsi que les points douloureux persistent encore pendant quelque temps.

Après avoir encore expulsé 2 ascarides. le malade entre en pleine convalescence. Une nouvelle dose de santonine n'amène plus l'expulsion de parasites et l'examen microscopique des selles, pratiqué quelques jours plus tard, ne révèle plus la présence d'œufs.

Au dire du malade, il souffrait des mêmes accidents depuis 4 ans, tous les 2 ou 3 mois.

Sa mère est morte d'une maladie du même genre et sa sœur présente des accidents semblables. L'examen de ses selles montra la présence d'œufs de trichocéphales et d'ascarides.

Il s'agit d'appendicite familiale. Le malade, revu huit mois après son entrée à l'hôpital, se déclara complètement guéri.

Observation XXXII

Girard.

Une fillette de 8 ans, convalescente de fièvre typhoïde et apyrétique depuis quinze jours, entre au pavillon de la diphtérie à l'hôpital des Enfants-Malades : elle présente une angine légère et une vulvite assez intense, qui serait apparue dans le décours de sa fièvre typhoïde. Quatorze jours après, alors que l'angine était guérie, la fièvre s'élève, le pouls devient rapide, et l'enfant accuse des douleurs abdominales vives, particulièrement du côté gauche. En même temps, on constate une recrudescence de la vulvite. Les jours suivants, la température s'éleva à 40°, le pouls est filiforme à 130. Les vomissements apparaissent ; le faciès est grippé ; les douleurs abdominales sont très violentes, prédominant toujours à gauche, et à ce niveau la pression arrache des cris à l'enfant ; la défense musculaire est très marquée. Pas de constipation ; écoulement vaginal très abondant. Les symptômes ne faisant que s'aggraver, l'enfant est opérée d'urgence. La laparotomie médiane sous-ombilicale est pratiquée, et l'on trouve un liquide séro-purulent dans la cavité péritonéale. Les anses intestinales sont fortement vascularisées ; il existe à leur surface quelques fausses membranes fibrineuses. Une nouvelle incision est pratiquée dans la fosse iliaque droite : l'appendice est réséqué. La trompe droite paraît un peu tuméfiée, congestionnée. Les suites opératoires furent simples et l'enfant sortit définitivement guérie.

L'appendice iléo-cæcal, qui paraissait à l'œil nu absolument sain, fut fixé en masse dans le sublimé. En le débitant en tranches nous avons constaté que sa cavité, libre dans sa partie supérieure, était obstruée dans sa partie inférieure par deux corps arrondis, accolés en canons de fusil. Au microscope, on trouve dans la lumière de l'organe deux figures arrondies représentant nettement la coupe transversale de deux vers ; sur quelques préparations, il existe également des œufs à divers degrés de leur évolution ; enfin, dans l'épaisseur de la muqueuse, on trouve un corps arrondi représentant également la coupe d'un parasite. M. Railliet a bien voulu examiner nos préparations et nous a remis la note suivante : « La coupe comprend deux exemplaires de trichocéphalus hominis (un mâle et une femelle), coupés dans la zone postérieure ou génitale du corps, plus une coupe de l'extrémité antérieure ou œsophagienne de l'un d'eux. Cette dernière est même très instructive en ce sens qu'elle tranche la question encore discutée de savoir si les trichocéphales introduisent ou non leur extrémité antérieure dans la muqueuse. On voit ici que l'extrémité antérieure est à l'intérieur même de la muqueuse. »

L'appendice est d'ailleurs absolument sain. On trouve seulement, autour de l'extrémité implantée dans la muqueuse, un foyer de leucocytes polynucléaires (1). L'inflammation autour du trichocéphale est donc due à l'inoculation des microbes intestinaux par le nématode. En résumé, cette observation nous paraît intéressante à plusieurs titres.

1° Malgré l'absence d'examen bactériologique, l'intégrité de l'appendice, la recrudescence de la vulvite au moment de l'apparition des accidents, nous paraissent indiquer l'origine génitale et vraisemblablement blennorrhagique de la péritonite ; les observations de péritonites blennorrhagiques chez les enfants sont jusqu'ici fort rares.

2° Nos coupes montrent nettement la pénétration du tricho-

(1) Parmi ces leucocytes quelques-uns ont leur noyau avarié. Au milieu du détritus cellulaire, on observe toute une plaie bactérienne, dans laquelle on reconnaît de nombreux spreoptoques, des bacilles ramifiés se colorant par le gram et des petits cocobacilles qui se décolorent par cette méthode. (Girard, même observation, *Annales de l'Institut Pasteur*, 1901, p. 140.)

céphale dans la muqueuse de l'appendice. Si, dans notre cas,
il n'en est pas résulté de désordres graves, on conçoit que ces
corps étrangers plus ou moins septiques, étant donné le milieu
d'où ils viennent, puissent causer des accidents sérieux. L'absence de lésions étendues dans notre cas est peut être due à la
faible virulence des germes contenus dans l'appendice, malgré
l'obstruction de sa lumière.

Observation XXXIII

Becker.

Le premier cas concerne une cuisinière de 22 ans. Elle dit
qu'elle a eu une pneumonie à l'âge de 15 ans, et que depuis
cette époque elle n'a jamais été sérieusement malade.

L'an dernier, elle a été soignée pour une chlorose dans une
maison de santé. Après une amélioration passagère. elle a été
reprise l'automne dernier de nouveaux troubles, vertiges, douleurs dans la poitrine et dans le dos, malaises, crampes dans les
mollets, maux de tête, fatigue.

Elle fut de nouveau soignée pendant quelque temps dans
une maison de santé; elle essaya ensuite de se remettre à travailler, mais dut bientôt abandonner son travail, et entra, pour
les mêmes manifestations morbides, à la Charité.

L'état actuel est le suivant: personne de taille moyenne,
assez vigoureusement constituée, assez bien musclée, embonpoint assez satisfaisant. Téguments très pâles, tirant légèrement sur le vert. L'examen des organes internes ne révèle rien
d'anormal, en dehors d'un souffle systolique net à l'orifice mi-
tral et à l'orifice pulmonaire. L'examen du sang à l'état frais
montre des globules rouges assez pâles, une poïkilocytose modérée, et d'assez nombreux macrocytes et microcytes. Sur les

préparations colorées on ne trouve pas de globules rouges à noyaux. Poids spécifique, 1040, nombre des globules rouges, 3.456.000, des globules blancs, 6.250, hémoglobine, 35 p. 100.

Trois jours après l'entrée on examina pour la première fois es matières fécales, et l'on trouva immédiatement des œufs de trichocéphales en très grande quantité, on pouvait trouver des œufs presque dans toutes les préparations.

Le traitement donné immédiatement consista en sesquioxyde de fer. L'état de la malade ne varia pas et les troubles morbides persistèrent.

Un examen du sang trois semaines après l'entrée, donna les résultats suivants. Poids spécifique, 1028. Nombre des globules rouges 3.200.000, des globules blancs 6.000. Hémoglobine, 35 p. 100. Dans les préparations colorées se montraient des formes très diverses de globules rouges, beaucoup de micro et peu de macrocytes. La plupart des globules rouges sont pauvres en hémoglobine, colorés à la périphérie et incolores au centre. Une numération des différents globules donna : polynucléaires, 69 p. 100, lymphocytes, 26 p. 100, éosinophiles, 2 p. 100, mononucléaires, 3 p. 100.

Trois semaines après l'entrée, on institue un traitement contre le trichocéphale, et pour cela la malade reçoit chaque jour un lavement à la benzine. On donne d'abord une cuillerée à bouche dans un litre d'eau ; plus tard, ce traitement ayant provoqué de fortes douleurs, on descend à une cuillerée à café, puis à cinq gouttes pour un litre d'eau.

Elle reçut en tout huit lavements.

Ce traitement fut visiblement suivi de succès ; les troubles s'amendèrent, ainsi que l'état du sang.

Quatorze jours après la fin de la cure, l'examen du sang donna : globules rouges, 4.350.000 avec 50 p. 100 d'hémoglobine ; huit jours plus tard, globules rouges, 5.100.000 avec 70 p. 100 d'hémoglobine. Après cet examen de la fin de la cure, on ne trouvait plus d'œufs de trichocéphales dans les selles.

Observation XXXIV

Becker.

Dans le deuxième cas observé à la clinique, il s'agissait d'une femme de 26 ans, qui souffrait depuis longtemps d'anémie avec toutes ses conséquences, céphalalgie, palpitations, faiblesse générale, vertiges, douleurs gastriques, malaise général.

L'examen objectif ne montra rien d'anormal, excepté un souffle systolique net au niveau du cœur.

L'examen du sang à l'état frais montre une poïkilocytose considérable, beaucoup de micro et de macrocytes. Nombre de globules rouges, 2.850.000, hémoglobine, 25 p. 100, globules blancs, 8.700. Sur les préparations colorées, d'assez nombreux globules rouges nuclées, pas de mégaloblastes.

Dans ce cas également, il existait des œufs de trichocéphales en très grande quantité.

Le traitement consista d'abord pendant quelques semaines en administration de fer et arsenic, ensuite on attaqua directement le trichocéphale.

Après un traitement de quatre semaines, l'état général s'améliora, mais l'état du sang s'améliora à peine. Huit jours après la première numération, on trouva : globules rouges, 3.080.000 ; globules blancs, 9.500. Huit jours plus tard, 3.000.000 et 10.500 ; et cinq jours plus tard, 3.250.000 et 9.500 avec une richesse en hémoglobine de 40 p. 100.

Malheureusement la cure ne put être continuée, la malade étant brusquement retournée dans sa famille.

Observation XXXV

Schiller.

Une jeune fille de 16 ans, qui est entrée à la clinique pour un pied plat, aurait eu des vers étant enfant, mais a guéri. Habituellement les digestions étaient régulières.

La jeune fille était grêle, mais bien développée. L'état général n'offrait rien de particulier. Quelques jours après qu'elle eût été immobilisée au lit avec un appareil plâtré, survinrent sans raison apparente des gargouillements dans la région iléocæcale, avec une température de 38'3 ; cette température persista d'une façon continue pendant 5 jours, malgré que les selles restassent régulières. En même temps survinrent de temps en temps dans la fosse iliaque droite des douleurs légères spontanées ou provoquées par la pression, en même temps qu'une sensation de brûlure pendant la miction. L'urine était normale· le toucher rectal et la palpation ne montrèrent rien d'anormal, Des compresses chaudes calmèrent ces phénomènes douloureux quoique la température restât subfébrile à 37°7, et même de temps en temps plus élevée.

Puis la malade commence à se plaindre de douleurs de plus en plus intenses, localisées au niveau de l'ombilic, n'ayant point l'aspect de coliques, qui devenaient toujours plus violentes après les repas. et qui finalement atteignirent une telle acuité que la malade n'osait plus s'alimenter de peur de souffrir. Elle devint pâle ; son embonpoint et ses forces diminuèrent; elle devient triste el abattue. Le diagnostic resta hésitant, jusqu'à ce que l'examen des matières fécales vint apporter un éclaircissement. Dans la première préparation on trouva

8 œufs de trichocéphales, et autant dans les préparations suivantes.

Comme ce chiffre laissait supposer qu'il devait y avoir une grande quantité de parasites, on institua le traitement par le thymol suivant la formule instituée par Hausmann, en 2 périodes de 3 jours. Une selle obtenue avec un lavement contenant V gouttes de benzine, contenait une quantité énorme de trichocéphales. Une numération donna pendant la deuxième période de la cure de thymol, le premier jour, 2.000 parasites et les 2 jours suivants 300 et 200. C'était du trichocéphalus dispar. Les vers étaient mal conservés, manifestement macérés dans les sucs intestinaux. Après cette évacuation. on trouva encore de temps à autre des œufs de trichocéphale, très rares dans les selles.

La réussite fut éclatante ; la fièvre cessa, les douleurs disparurent ; la jeune fille recouvra son appétit, et sortit de la clinique en parfaite santé.

Observation XXXVI

Schiller.

Homme de 26 ans. Depuis l'enfance, mauvais estomac. Depuis un an, douleurs plus fortes, souvent vomissements ; on remarque une tumeur cæcale grosse comme une tête d'enfant. En avril 1899 nouvelle attaque, douleurs cæcales, fièvre, constipation, puis diarrhée. Dans la région cæcale, s'étendant en arrière vers la région lombaire, tumeur douloureuse à la pression. L'incision montre de l'actinomycose. Malgré deux opérations ultérieures, le sujet meurt en février 1899 en cachexie progressive.

Autopsie : Fistules intestinales multiples (cæcum, appendice, côlon ascendant); les supérieures seules sont perméables aux matières fécales. Dans l'appendice, deux scybales et deux trichocéphales. Abcès du foie métastatique gros comme le poing ; plusieurs abcès du poumon.

OBSERVATION XXXVII

Bruno Galli Valerio.

Morel P..., âgé de 5 ans et demi. Il a toujours joui d'une bonne santé. Un mardi après midi, après avoir accompagné son père dans une tournée, est pris de vomissements avec douleurs et ballonnement du ventre. Le jeudi suivant, on appelle le médecin qui porte le diagnostic de péritonite suppurée par perforation de l'appendice. Un chirurgien, appelé le soir du même jour, pratique deux incisions, dans le but exclusif de drainer la cavité péritonéale, mais sans enlever l'appendice. Le patient succombe le dimanche suivant le matin à dix heures.

A l'autopsie, on trouve du pus dans toute la cavité abdominale, intestins très ballonnés, adhérents les uns aux autres, couverts de fausses membranes puriformes. Appendice pendant dans la fosse iliaque droite, sans adhérences, mais hyperhémié et présentant, à environ un centimètre de son extrémité, une grande perforation à bords gangrenés.

Grâce à l'obligeance de M. le docteur Rochas, j'ai pu examiner un peu de pus de la cavité abdominale et l'appendice. Le pus contenait de nombreux coli-bacilles. L'appendice était rempli de matières fécales jaunâtres, molles. Dans ces matières à l'œil nu, on ne remarquait rien d'anormal. Mais en ayant porté une petite parcelle sous le microscope, j'y ai trouvé immédiatement des mâles d'oxyuris vermicularis. J'ai alors pratiqué un grand nombre d'examen de ces matières et dans chaque préparation j'ai trouvé un ou plusieurs mâles d'oxyures, de sorte que je suis convaincu que l'appendice tout entier en était rempli. Les femelles, au contraire, étaient extrêmement rares. Mais à côté des oxyures, on trouvait dans quelques préparations des œufs caractéristiques de trichocéphales, sans qu'il fût possible de retrouver des adultes.

Je me suis servi d'un morceau de cet appendice pour pratiquer des coupes dans la paraffine, et voici quelles altérations j'ai pu constater. Les vaisseaux se montraient partout fortement gorgés de sang, mais en général avec très peu d'infiltration inflammatoire autour de leurs parois. Par ci par là, on remarquait sous l'épithélium, dans l'épaisseur de la muqueuse, des espaces semblables à des perforations entourées d'une zone infiltrée et qui dans les coupes colorées au bleu, montraient aussi des infiltrations bactériennes. Ils avaient l'air d'avoir été produits par la pénétration des nématodes, car ils étaient très analogues à ceux qu'on trouve dans l'œsophage, l'estomac, l'intestin chez différentes espèces animales, porteurs de vers.

La chose fut confirmée par l'examen d'une coupe où je trouvai enfilé dans l'épaisseur de la muqueuse l'extrémité postérieure d'un oxyure.

Observation XXXVIII

Sandler.

Daniel A...., de Kalisch, 11 ans, entre le 29 septembre 1904, à l'hôpital israélite de Breslau. En mai 1904, l'enfant eut une éruption au visage. Son père lui donna une cuillerée à café d'huile de ricin ; pendant les selles qui suivirent, l'enfant eut plusieurs pertes de connaissance. Le père remarqua à partir de ce moment que l'enfant devenait pâle et qu'il avait de la fièvre de temps en temps. Un médecin ordonna un médicament contre l'anémie.

Plus tard, survinrent au niveau des jambes de petits points jaunâtres et brunâtres, qu'un autre médecin dit être la conséquence de l'anémie. Puis survinrent de la céphalée, des vertiges, de l'inappétence, en même temps qu'une sensation de faiblesse et de l'amaigrissement. En juillet, survinrent des vomissements, des douleurs de ventre, de la diarrhée, avec des envies fréquentes d'uriner. Les selles diarrhéiques étaient parfois mélangées de sang. Depuis plusieurs jours, toux sèche, de plus les selles sanglantes surviennent plus fréquemment.

L'enfant paraît profondément anémié ; pas d'œdèmes, pas de tuméfaction ganglionnaire. Au niveau des téguments des extrémités et particulièrement des jambes, taches de purpura disséminées, de la grosseur d'une tête d'épingle. Souffle anémique au niveau du cœur, choc vigoureux de la pointe, pouls mou et accéléré, frémissement cataire.

Rate non perceptible. Urines normales. Dans le fond de l'œil les veines paraissent dilatées, sinueuses ; on note plusieurs hémorrhagies, d'un ovale allongé, rouge sombre avec un centre clair dans le voisinage des vaisseaux.

L'examen du sang, deuxième jour, donne les résultats suivants :

Globules rouges 1.200.000
Globules blancs 36.000
Hémoglobine................. 28 p. 100

Sur les préparations, on est frappé des différences de grosseur des globules rouges, il y a surtout de nombreux microcytes. Poikilocytose modérée. Pas de globules rouges nucléés.

Le 29 septembre, une selle diarrhéique ; le 30, rien, le 1er octobre, nouvelle selle diarrhéique ; l'examen microscopique de cette selle est pratiquée : on trouve 2 ou 3 œufs de trichocéphales dans chaque préparation.

Le sujet absorbe de l'extrait de fougère mâle ; puis du séné, qu'il vomit.

Le 4 octobre on essaye de nourrir le patient, suivant la méthode présentée par Gravitz dans l'anémie pernicieuse ; au bout de trois jours, on doit abandonner cette tentative, car le sujet tombe en défaillance apres chaque lavement de lait.

Le 7 octobre le sujet absorbe de l'extrait de fougère mâle, du tamarin et du séné; à la suite, surviennent des palpitations, des défaillances, un peu de délire ; mais cette fois le malade ne vomit pas ; pendant la cure et après elle on ne peut déceler dans les selles ni œufs, ni vers.

Le 15 octobre, on trouve de nouveau des œufs.

Pendant cette période, on répète les examens du sang.

Le 11 octobre on obtient :

Globules rouges, 690.000.

Globules blancs, 14.000.

Hémoglobine, 20 p. 100.

Le 11 octobre, nouvelle éruption de purpura sur les jambes.

Le 17 et le 18, fortes épistaxis. Dès que l'enfant se lève un peu, et même pendant le repos au lit, surviennent des défaillances, avec sensation d'angoisse, palpitations, pâleur, accélération du pouls jusqu'à 160, et de temps en temps des pertes de connaissance complètes.

Le 17 et le 18 octobre, le malade reçoit en lavement une infusion faite avec trois oignons et un peu d'ail ; mais il le supporte aussi mal qu'antérieurement les lavements de lait.

Le 18 octobre, il n'y a ni œufs ni vers dans les selles.

Le 19, aggravation manifeste de l'état général, il survient des défaillances fréquentes ; le sujet se plaint de pesanteur dans le cou ; la tachycardie, qui se maintenait autour de 110, monte entre 120 et 160. La température, à peine légèrement élevée les premiers jours (37°3 le matin, 37°9 le soir), s'élève aux environs de 39°.

Le 20, elle dépasse 39°, tandis que le pouls oscille autour

de 150. L'exploration des organes internes ne montre rien d'anormal.

En ce qui concerne les selles, on ne constata, comme nous l'avons dit plus haut, une selle sanglante qu'au premier et troisième jour, le deuxième jour il n'y eut pas de selle.

Ensuite il y eut chaque jour, une ou deux fois, une selle ferme, sans sang ni mucus.

Même après l'administration du séné et le lavement d'oignon et d'ail, il n'y eut pas de diarrhée ; mais une selle abondante et ferme.

Même le 20 octobre, les matières fécales étaient si dures et la défécation si douloureuse, qu'un lavement d'huile fut nécessaire ; parce que le patient, à la suite des efforts pour aller à la selle, tombait en défaillance.

Pendant tout son séjour à l'hôpital, le malade se plaignait beaucoup de douleurs abdominales, qui survenaient par crises, plusieurs fois par jour. L'appétit fut pendant tout ce temps très satisfaisant. Le malade prit à l'intérieur, en dehors des jours du traitement antihelminthique, de l'extrait de malt et du sirop d'iodure de fer.

Le 21 au matin, nous dûmes laisser partir le malade, sur la demande réitérée de sa famille. Comme le médecin de Kalisch nous l'a fait savoir, l'enfant arriva à Kalisch dans un état pitoyable. Des vomissements incoercibles survinrent, qui ne contenaient pas de sang ; ses selles restèrent moulées et normalement colorées. Au bout de deux jours apparaît du délire ; les trois jours suivants la faiblesse générale augmenta et l'enfant succomba au milieu de convulsions toniques et choréiques. L'autopsie ne fut malheureusement pas faite.

Observation XXXIX

Letulle et Lemierre.

Un jeune nègre, C.., âgé de 15 ans, né à Cayenne, et venu en France à l'age de 12 ans. Il ne présente dans ses antécédents morbides qu'une grippe légère en 1902. Il n'a jamais eu d'accès paludéens.

Au mois de juin 1903, le sujet, pensionnaire dans une école d'Auteuil, se plaint de douleurs gastriques après les repas, et d'essoufflement au moindre effort. Il est examiné par un médecin qui constate seulement de l'accélération du pouls. Aucun autre symptôme ne peut être relevé.

Traitement: Bromure de potassium et valérianate d'ammoniaque.

Le jeune homme, qui ne présente plus aucun trouble, et dont l'appétit est normal, suit ce traitement jusqu'en juillet 1903.

Le 1er juillet il est pris, pendant l'après-midi, d'une épistaxis abondante ; elle dure pendant trois heures et nécessite l'admission du malade à l'infirmerie. Là il raconte qu'il a déjà eut la veille et l'avant-veille des épistaxis légères. La température rectale est de 38°. Le pouls est à 124.

Le 2 juillet, température, matin 38°9 ; soir 38°5. L'état général est bon, la langue est blanche ; on administre un purgatif salin. Le malade prend du bouillon et un œuf avec appétit.

Le 3 juillet, température, matin 37° ; soir 39°4. Dans la matinée, nouvelle épistaxis arrêtée par un tampon imbibé d'antipyrine. Régime lacté. Pendant la nuit, le malade s'étant levé pour uriner, a une syncope légère.

Le 4 juillet, température, matin 37°5 ; soir 40°3. Même état. Lait, un œuf. Le soir un cachet de 50 centigrammes de sulfate de quinine.

Le 5 juillet, température, matin 38° , soir 38°5, le malade accuse une grande faiblesse. Il a la sensation qu'il va s'évanouir dans son lit, il tombe en syncope dès qu'il pose le pied par terre. Pas de diarrhée, pas d'albumine. Pouls, 124.

Le 6 juillet, température, matin 38° ; soir 38°2. L'affaiblissement du malade est très accentué ; il est très abattu. On pense à la possibilité d'une fièvre typhoïde et on le transporte à l'hôpital Boucicaut.

Le 7 juillet. Le malade, examiné à la visite du matin, est très abattu et très faible. La coloration des téguments est spéciale, elle est gris cendrée. La muqueuse des lèvres, très décolorée, présente une teinte café au lait clair. La muqueuse de la langue et de la bouche, non pigmentée, est très pâle, de même les conjonctives palpébrales. Un étudiant en médecine, depuis longtemps en contact journalier avec le malade, déclare qu'il a remarqué, ainsi que d'autres personnes, depuis plusieurs semaines, ces modifications dans la coloration des téguments. L'anémie s'est donc *manifestée très nettement avant l'apparition des épistaxis*.

L'examen des organes ne révèle rien d'anormal. Le foie et la rate sont de volume normal ; l'auscultation du cœur et des poumons est négative ; pas de souffle dans les vaisseaux du cou. La quantité d'urine rendue depuis la veille au soir est de un litre. Rien d'anormal dans les urines. Le ventre est légèrement balonné, mais aucunement douloureux. Le pouls bat à 114 par minute. Il est petit et dépressible. Le sujet, qui répond fort bien aux questions malgré son état de torpeur, déclare ne souffrir aucunement ; il se plaint seulement de se sentir très faible. Il boit abondamment. Dans le matinée, il a une épistaxis abondante qui cesse au tamponnement.

L'examen du sang, pratiqué pendant l'après-midi, donne les résultats suivants :

Globules rouges, 1.720.000.

Globules blancs, 3.000.

La formule leucocytaire ne présente rien de particulier. Pas d'éosinophilie. Pas d'élements anormaux. Globules rouges de taille inégale et déformés, beaucoup en raquette ; pas de globules rouges nucléés.

La coagulation du sang se fait normalement. Le caillot se rétracte bien.

Température : matin, 37°6 ; soir, 38°6.

Régime lacté, glace, injection sous-cutanée de sérum.

Le 8 juillet, température, matin 39°4 ; soir 39°6. Le malade a eu dans la nuit du 7 au 8, une épistaxis très abondante. Le pouls est de 124, très petit. Le malade est très affaissé. Aucun signe nouveau. Le ballonnement du ventre est très accentué. Le malade n'a pas été à la selle depuis son entrée à l'hôpital. Sérum artificiel.

Le soir, la température était à 39°6. 5 centimètres cubes de sang, pris dans une veine du pli du coude, sont ensemencés dans 500 centimètres d'eau peptonée. L'ensemencement est négatif. Le sérodiagnostic est négatif. Dans la nuit du 8 au 9 juillet, le sujet est pris d'une épistaxis d'une abondance extrême. Il rend du sang à la fois par les narines et par la bouche. Il meurt en quelques instants, avant même qu'on ait pu intervenir.

Autopsie : A l'ouverture du cadavre, on est frappé de la décoloration des viscères.

L'estomac présente, au niveau de sa face muqueuse, quelques ecchymoses légères.

L'intestin grêle est normal.

Le gros intestin contient beaucoup de caillots sanguins. Dans le cæcum, on trouve treize trichocéphales ; dans l'appendice quatre, dans le colon ascendant neuf, dans le colon transverse cinq, dans le colon descendant neuf. En tout quarante. Les trichocéphales sont implantés dans la muqueuse par leur extrémité filiforme, le contenu du cæcum examiné au microscope montre de très nombreux œufs de trichocéphales. La muqueuse intestinale est absolument normale. Les ganglions mésantériques sont assez nombreux.

Le reste de l'autopsie montre que tous les organes sont absolument sains. On trouve seulement un long caillot provenant de l'épistaxis et qui a pénétré dans l'œsophage d'une part, et d'autre part dans la trachée et les bronches.

Les fosses nasales ne présentent pas d'altération appréciable.

L'examen histologique de tous les organes a été pratiqué. On relève seulement comme anomalie un très léger degré d'infiltration le long des ramifications de la veine porte intra-hépatique.

OBSERVATION XL

Vigouroux et Collet.

Car..., idio-microcéphale, décédé le 16 février 1905, à l'âge de 43 ans, était interné à l'asile de Vaucluse depuis sa 17e année. Il était entré dans la colonie des enfants en 1878, peu développé physiquement; à ce moment, sa taille mesurait 1 m. 30. Il demeura inéducable. On le trouva toujours dépourvu de tout sentiment affectif, parlant un langage très défectueux, incapable de s'habiller seul. Il avait des tics, se livrait sans aucune retenue à la masturbation, devenait assez fréquemment irascible, exalté, se mordait les doigts, cassait les vitres, très malpropre, parfois gâteux, glouton, il se couchait dans les endroits couverts d'ordures, emplissait ses poches de cailloux, de débris de toutes sortes, mettait ses doigts souillés dans sa bouche, avec la terre, mangeait des aliments recueillis parmi les immondices.

On n'a relevé dans l'histoire de ce sujet aucune maladie, sauf une gale survenue en 1900. Il était assez bien développé au point de vue physique.

En janvier 1905, on remarqua qu'il avait de la diarrhée et un léger œdème des jambes. Il fut alité, les selles étaient assez fréquentes, liquides, avec quelques matières molles, de coloration normale, d'odeur fétide ; on n'y trouva pas de sang ni de parcelles de muqueuse.

Le malade, qui d'ailleurs restait indifférent, n'accusait pas de douleurs abdominales et ne paraissait pas avoir de ténesme ni d'épreintes. L'urine en quantité assez abondante contenait des traces d'albumine, d'indican et d'urobiline. La teneur en urée (24 gr. 24) et en acide phosphorique (1 gr. 681) étaient inférieures à la normale. Le coefficient d'oxydatien était 81.

Le repos et le régime lacté firent disparaître bientôt l'œdème. Mais la diarrhée résista aux diverses médications qui lui furent opposées. Le malade s'affaiblit assez rapidement. La température oscillait autour de 37°. Certains jours seulement elle s'éleva à 38 et 39° (trois fois en un mois). L'examen des organes resta négatif. Cependant, comme la difficulté de l'auscultation pratiquée sur un idiot ne permet pas d'affirmer l'absence de lésions quand les signes physiques manquent, on s'arrêta à l'idée d'une tuberculose intestinale, alors qu'aucune lésion pulmonaire n'était apparente, et bien que le coefficient d'oxydation fût inférieur à la normale (81 au lieu de 85). Les troubles fonctionnels et l'altération de l'état général autorisaient, croyons-nous, ce diagnostic. Le malade mourut dans une sorte de marasme.

Autopsie : Le 17 février, 25 heures après la mort. L'encéphale pesait 1.010 grammes. Les hémisphères sont petits, les circonvolutions peu développées.

On trouve quelques adhérences pleurales.

Les poumons présentent de l'emphysème et de la congestion. On ne voit nulle part de lésion tuberculeuse. Dans le lobe supérieur du poumon gauche, il existe un petit noyau d'hépatisation allongé verticalement, qui a à peu près les dimensions du pouce et dont l'extrémité supérieure atteint le sommet.

Le cœur pesait 270 grammes, il paraît sain. L'estomac ne présente aucune altération.

L'intestin grêle contient une petite quantité de matières grisâtres visqueuses ; les valvules conniventes sont tuméfiées, épaissies. La muqueuse est injectée. On ne trouve aucune ulcération.

Le gros intestin est rempli de matières épaisses, gluantes, colorées en noir par le bismuth. Les matières fourmillent de petits vers. Tous ces parasites appartiennent à l'espèce trichocéphalus hominis. Les mâles et les femelles paraissent en nombre égal. Aucun ne semble vivant. Lorsqu'on retire ceux qui adhèrent à la muqueuse intestinale, on voit leur partie céphalique se dégager de la muqueuse, comme si elle s'y trouvait implantée. Le nombre des parasites doit être très considérable. Nous l'estimons à plusieurs centaines.

En effet, une petite masse de matières fécales prélevée dans le cœcum et pesant 6 gr. 65, en contient 35 et les parasites sont presque partout en aussi grand nombre du cœcum au rectum. Il n'existe pas d'ulcération de la muqueuse.

L'appendice paraît sain ; on le divise en trois parties. La partie initiale contient le corps d'un trichocéphale amputé de son filament céphalique ; l'extrémité est remplie de matières. La partie moyenne est fixée pour l'examen histologique.

Plusieurs ganglions mésentériques sont augmentés de volume. Leur centre est ramolli. purulent.

Le foie pèse 1.250 grammes, il ne présente aucune lésion visible à l'œil nu.

La rate est minuscule ; elle pèse 35 grammes.

Les reins pèsent ensemble 350 grammes ; le rein droit contient une petite tumeur bosselée, du volume d'une noisette, encapsulée, enchassée dans le parenchyme glandulaire, au voisinage du hile. Elle a la couleur jaunâtre et la consistance molle d'un fibrome.

Examen histologique (Résumé.)

Gros intestin : Congestion de la muqueuse.

Appencice cœcal : La lumière contient œufs nombreux et coupes de trichocéphales. Parois intactes presque partout. Tissu lymphoïde non hypertrophié. On voit dans une cavité à contour circulaire creusée dans l'épithelium la coupe d'un trichocéphale. Cette cavité embrasse étroitement le parasite. Elle est limitée du côté de la lumière de l'appendice par une mince cloison formée de plusieurs cellules aplaties, le reste de la paroi est formée par des tubes glandulaires refoulés. A ce niveau il existe une légère infiltration leucocytaire entre les culs-de-sac glandulaires. Au voisinage du parasite on voit quelques polynucléaires.

Foie : Cellules hépatiques non altérées. Légère cirrhose périportale. En plusieurs points du parenchyme, follicules tuberculeux typiques.

Rein : Altération de l'épithélium des tubes urinifères.

Au voisinage de la tumeur, sclérose rérale. La tumeur est un adéno-épithélium du rein.

CONCLUSIONS

I. — Le trichocéphale, parasite de l'homme, le plus souvent inoffensif, peut devenir dans certains cas la cause de troubles morbides divers : troubles digestifs, troubles nerveux, anémie. Les symptômes de chaque ordre n'évoluent pas en général isolément, mais on les voit coïncider chez un même sujet. Parfois pourtant tel ou tel symptôme peut prédominer à tel point que les autres sont effacés et passent inaperçus.

II. — Du côté du tube digestif, on observe de la diarrhée en général rebelle à toute thérapeutique et mélangée parfois de sang, des vomissements, des douleurs abdominales plus ou moins intenses ; les phénomènes douloureux peuvent se localiser dans la fosse iliaque droite, s'accompagner parfois de fièvre et réaliser absolument le tableau d'une appendicite à répétition.

III. — Les troubles nerveux consistent parfois en phénomènes de méningisme, avec intégrité absolue des centres nerveux, mais qui, suivant certains auteurs, pourraient parfois aboutir à la mort. Le plus souvent on voit coïncider avec l'infection par le trichocéphale des crises convulsives, des paralysies, des anesthésies.

IV. — L'anémie causée par le trichocéphale coïncide dans la plupart des cas avec des troubles digestifs ou nerveux. Mais elle peut évoluer isolément, sous forme d'une anémie en apparence protopathique. Elle peut être bénigne, ressembler à une simple chlorose et guérir par un traitement approprié. Elle peut aussi revêtir les allures d'une anémie grave, pernicieuse, et se terminer par la mort au milieu d'hémorrhagies profuses.

V. — Les accidents intestinaux sont dus vraisemblablement d'une part à l'irritation produite par la présence des parasites dans l'intestin, d'autre part à des inoculations septiques faites dans cette muqueuse par l'extrémité des trichocéphales qui s'y implante. Certaines appendicites peuvent être provoquées par le même mécanisme. Quant aux troubles nerveux et à l'anémie, ils reconnaissent sans doute comme cause une intoxication par des toxines secrétées par le trichocéphale.

VI. — Le diagnostic des accidents dus au trichocéphale est souvent très difficile ; il ne peut être fait d'une façon certaine que par l'examen microscopique des selles et la recherche des œufs du parasite.

VII. — Les accidents dus au trichocéphale guérissent le plus souvent, mais ils peuvent se prolonger longtemps et se montrer assez rebelles au traitement, si le nombre des vers intestinaux est très considérable. Mais la prolongation

des troubles digestifs, l'anémie progressive et les hémorrhagies peuvent amener la mort ; celle-ci peut être aussi le
fait d'une maladie intercurrente.

VIII. — Le médicament vermifuge applicable au trichocéphale est le thymol, qui donne le plus souvent des résultats favorables et qu'il faut administrer le plus tôt possible.

INDEX BIBLIOGRAPHIQUE

(Auteurs français.)

Barth. — Cité par Valleix. Guide du médecin-praticien. Paris, 1845, t. VI, p. 98.

R. Blanchard. — Dictionnaire encyclopédique des sciences médicales, 1887, t. XVIII, p. 171.

— Traité de zoologie médicale, t. I, p. 774.

— *Bulletin de l'Academie de médecine*, 1904, t. II, p. 239.

Broca. — Congrès de gynécologie, d'obstétrique et de pédiatrie. Nantes, 1901. Séance, 27 septembre.

Chauffard. — *Semaine médicale*, 27 novembre 1895.

Guinard. — Société de chirurgie, 7 novembre 1900.

Girard. — *Bulletin de la Société de biologie*, 1901, n° 10, p. 265.

Guiart. — *Bulletin de la Société de biologie*, 1901, n° 11, p. 307.

— Congrès colonial français. Compte rendu de la section de médecine et d'hygiène coloniale, 1904.

Legendre. — Congrès de gynécologie, d'obstétrique et de pédiatrie. Nantes, 1901, séance du 27 septembre.

Letulle et Lemierre. — Société de médecine tropicale, 29 mars 1905.

Letulle. — Société de biologie, 15 mars 1901.

— *Presse médicale*, n° 105. Samedi 30 décembre 1905, p. 841.

Lemierre. — *Thèse*, Paris, 1904.

Lannelongue. — *Semaine médicale*, 1902, p. 227.

METCHNIKOF. — *Bulletin de l'Académie de médecine*, 1901, p. 301.

MÉGNIN. — Comptes rendus et mémoires de la Société de biologie, 1882, p. 172.

ŒLNITZ. — Congrès de gynécologie, d'obstétrique et de pédiatrie, Nantes, 1901. Séance du 27 septembre.

PASCAL (Félix). — *Bulletin de la Faculté et de la Société de medecine*, 1818-1819, p. 53.

SEVESTRE. —Congrès de gynécologie, d'obstétrique et de pédiatrie. Nantes, 1901. Séance dn 27 septembre.

TREILLE. — Congrès de gynécologie, d'obstétrique et de pédiatrie. Nantes, 1901. Séance du 27 septembre.

TAUCHON. — *Thèse*, Paris, 1896-1897.

VIGOUROUX et COLLET. — Société anatomique, mars 1905.

WEINBERG. — *Annales de l'Institut Pasteur*, 1904, p. 331.

(Auteurs étrangers.)

ASCANAZY; — *Deutsches Archiv. für Klin. Med.*, 1896.

BURCHARDT. — *Deutsche Med. Wochenschrift*, 1880, n° 48.

BOAS. — *Deutsche Med. Wochenchrift*, 1895 ; *Verenis Beilage*, n° 15, p. 97. Vereni für Iunere Medizin. Berlin, 18 mars 1895.

BECKER. — *Deutsche Med. Wochenschrift*, 1902, n° 26, p. 468.

BRUNO GALLI VALERIO. — *Centralblatt für Bakteriologie*, 1903, vol. XXXIV, p. 350.

CIMA (Francisco). — *La Pediatria*, 1893, p. 39.

DZIEMBOWSKI. — *Centralblatt für Bakteriologie*, 1902. Referate. 1re série, vol. XXXI, p. 220.

ERNI. — *Berliner Klin. Woch.*, 1886. n° 37, p. 614.

GIBSON (Daniel). — *The Lancet*, 1862, vol. II, p. 169.

Hausmann. — *St-Petersburger Med. Wochenschrift*, 1900, n° 31, p. 301.

Heine. — *Centralblatt für Bakteriologie*, 1900.

Lütz. — *Centralblatt für Bakteriologie*, 1888, n° 25.

Leuckart. — *Die Menschlischen Parasiten,* etc., vol. II, p. 506-509, 1876.

Moosbrugger. — *Münchener Med, Woch.*, 1895, n° 47.

Morsasca. — *Risocanto clinico-statistico degli Ospedali* Geneva, 1895. *Centralblatt für umere Medizni*, 1897, p. 551.

Sandler. — *Deutsche Med. Wochenschrift*, 1905, n° 3, p. 95.

Schiller. — *Beitrage zur Klin, Chirurgie*, 1902, vol. XXXIV, p. 197.

IMPRIMERIE F. DEVERDUN, BUZANÇAIS (INDRE)